合理膳食指导

孩子应该怎么吃

合理膳食指导
带你迈向健康饮食新时代

主 编 /
赵杜涓
李毅萍

河南科学技术出版社
·郑州·

图书在版编目（CIP）数据

合理膳食指导 / 赵杜涓，李毅萍主编 . —郑州：河南科学技术出版社，2023.12
ISBN 978-7-5725-1404-3

Ⅰ. ①合…　Ⅱ. ①赵…②李…　Ⅲ. ①膳食营养 – 合理营养　Ⅳ. ① R15

中国国家版本馆 CIP 数据核字（2023）第 241170 号

出版发行：河南科学技术出版社
　　　　　地址：郑州市郑东新区祥盛街 27 号　邮编：450016
　　　　　电话：（0371）65788629　65788613
　　　　　网址：www.hnstp.cn
策划编辑：邓　为　张　晓
责任编辑：邓　为　张　晓
责任校对：丁秀荣
整体设计：李小健
责任印制：徐海东
印　　刷：河南美图印刷有限公司
经　　销：全国新华书店
开　　本：787mm×1 092mm　1/16　印张：33　字数：610 千字
版　　次：2023 年 12 月第 1 版　2023 年 12 月第 1 次印刷
总 定 价：138 .00 元

如发现印、装质量问题，影响阅读，请与出版社联系并调换。

本书编审委员会

主　任：侯　红　黄红霞

副主任：周　勇

委　员：赵圣先　赵杜涓　李毅萍　代国涛　刘云兵
　　　　郑　宏

审　稿（排名不分先后）：
　　　　韩超央　闫红敏　高翠霞　胡　斌　段　飞
　　　　吕沛宛　乔　敏　李　强　牛　虹　弓卫红
　　　　文晓欢　李亚维

摄　影：于昆鹏　朱忱飞

本书编委会

主　编：赵杜涓　李毅萍
副主编：郑　宏　孟　革　于昆鹏
编　委（排名不分先后）：

前　言

在孩子成长的不同年龄段都会遇到许多不同的问题，按照儿童不同年龄段生长的特点进行必要的保健，可以增强儿童体质、培养良好的情操和健康的心理，对于预防儿童疾病的发生也非常必要。爸爸妈妈要确保儿童健康成长，除了需要熟悉合理营养与科学喂养的相关规定，还必须掌握婴幼儿饮食与营养的知识与技能，具备解决婴幼儿饮食与科学喂养实际问题的素养。

孩子的健康是家庭的首位，孩子的营养问题尤为重要。全球每年死亡的 5 岁以下儿童中，大约有 50% 是直接或间接的营养不良造成的，其中 2/3 以上与出生后第 1 年的喂养不当有关。婴幼儿时期的营养不良可导致近期和远期的不良后果。近期表现为体格和智力发育迟缓、患病率和死亡率增加；远期则表现为影响儿童智力潜能的发挥、学习和工作能力下降、生殖能力及患慢性病的危险性增加。

0~3 岁是人一生中生长最快的时期，婴幼儿几乎每时每刻都在经历着日新月异的变化。特别是从胎儿期至出生后 2 岁是决定其一生营养与健康状况的最关键时期，因为这一时期营养对婴幼儿生长的影响远远超过遗传因素的影响。如果婴幼儿在 3 岁以前长期营养摄入不足，很容易造成体格发育迟缓，继而使身高不达标、免疫力低下。婴幼儿时期的营养不良还会影响其智力潜能的发挥，降低学习能力和成年后的劳动能力，使得成年后患肥胖、高血压、冠心病和糖尿病等诸多慢性病的风险增加。

世界卫生组织推荐婴幼儿最佳喂养方式为从出生到 6 月龄采取纯母乳喂养，此阶段是婴幼儿生长的重要基础，此后继续母乳喂养至 2 岁或 2 岁以上。同时，从 6 月龄开始，及时、合理、适量且安全地添加辅食和进行辅食营养补充，以满足婴幼儿的营养需求。

近年来，随着经济的发展、社会的进步，我国人民生活水平不断提高，营养供给能力显著增强，儿童营养健康状况也明显改善，但是仍有不少养育者片面地认为，营养食品就是鸡、鸭、鱼、牛奶、鸡蛋等，吃得越多越好，忽视了平衡膳食的重要性和食品的互补性，从而造成儿童的饮食结构不合理。不仅如此，很多儿童还存在因不吃早餐或过多食用快餐、方便食品而造成的营养不良及营养过剩等问题。

现在每天都有不少家长到医院儿童保健门诊咨询，问题大多集中在孩子吃得少、吃得慢，不愿意尝试新的食物，对食物不感兴趣，强烈偏爱某些质地或某些类型的食物，拒绝某些食物，饭菜经常含在嘴里不下咽，吃饭时需要一些小道具，或者吃饭时做其他事情（如看电视、玩游戏等），不会或不愿自己吃，不会使用餐具，吃饭地点不固定（如总不在餐桌旁吃饭、吃饭时会到处走动等）。

儿童日常活动需要营养支持，其生长发育更需要营养，而饮食是获取营养的主要途径。儿童不良的饮食行为习惯不仅会影响其体格生长，也可能会对其身心健康产生不同程度的影响，进而影响其行为控制能力，而使其自信心受到伤害，并可能影响亲子关系。因此，帮助儿童建立正常的饮食习惯是不容忽视、不能马虎的事情。

本书以 2002 年中国营养学会组织编写的《中国居民膳食指南（2022）》为指导纲领编写而成，希望此书能给父母提供一些参考和依据，以达到保障儿童健康成长，促进其生长发育的目的。

本套书共分为《关键问题100问》《孩子应该怎么吃》《老年人应该怎么吃》和《特殊人群应该怎么吃》四个分册。需要说明的是，我们选取的素材，范围较广、来源渠道多，囿于时间及水平，可能不够严谨、不够精准、不够全面，恳请读者朋友们不吝指正，以便我们再版时修订。

本套书的编撰，得到了方方面面的支持和帮助，选用了东济堂、本草食库药膳馆、姜龄集·岐黄饮药膳坊、君仁堂、湖畔梦杭帮菜的部分图片，在此一并致谢！

编委会

2023 年 11 月

目　录

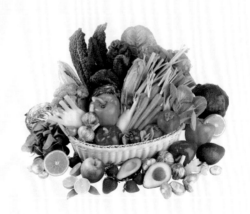

第一章

0～6月龄婴儿
应该怎么吃

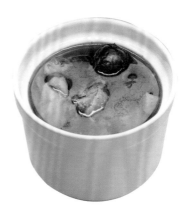

6月龄内是人一生中生长发育的第一个高峰期，对能量和营养素的需要相对高于其他任何时期，但婴儿的胃肠道和肝肾功能发育尚未成熟，功能不健全，对食物的消化吸收能力及代谢废物的排泄能力仍较低。

母乳既能提供优质、全面、充足和结构适宜的营养素，满足婴儿生长发育的需要，又能完美地适应其尚未成熟的消化能力，促进其器官发育和功能成熟，且不增加其肾脏的负担。

6月龄内婴儿需要完成从宫内依赖母体营养到宫外依赖食物营养的过渡，来自母体的乳汁是完成这一过渡的最好食物，用任何其他食物喂养都不能与母乳喂养相媲美。

母乳中丰富的营养和活性物质是一个复杂系统，为婴儿提供全方位呵护和支持，助其在离开母体保护后，能顺利地适应自然环境，健康成长。

6月龄内婴儿处于生命早期1000天健康机遇窗口期的第二个阶段，营养作为最主要的环境因素对其生长发育和后续健康持续产生至关重要的影响。

母乳既能为婴儿提供充足而适量的能量，又能避免过度喂养，使婴儿获得最佳的、健康的生长速度，为一生的健康奠定基础。

一般情况下，母乳喂养能够完全满足6月龄内婴儿的能量、营养素和水的需要，6月龄内的婴儿应给予纯母乳喂养。

针对我国6月龄内婴儿的喂养需求和可能出现的问题，基于目前已有的证据，同时参考世界卫生组织（WHO）和其他国际组织的相关建议，《中国居民膳食指南（2022）》特别提出了适用于180天内婴儿的"0~6月龄婴儿母乳喂养指南"，包括如下六大准则：

- ➔ 母乳是婴儿最理想的食物，坚持6月龄内纯母乳喂养。
- ➔ 生后1小时内开奶，重视尽早吸吮。
- ➔ 回应式喂养，建立良好的生活规律。
- ➔ 适当补充维生素D，母乳喂养无须补钙。
- ➔ 一旦有任何动摇母乳喂养的想法和举动，都必须咨询医生或其他专业人员，并由他们帮助做出决定。
- ➔ 定期监测婴儿体格指标，保持健康生长。

第一节　迷茫的新手妈妈

一、你见过吗？

许多妈妈在孕期就决定母乳喂养，而有些妈妈还拿不定主意，需要了解更多的信息后再做决定。很多新手妈妈是在第一次将刚出生的小人儿抱入怀中与他肌肤相亲，看着这完美的小人儿张开可爱的小嘴含住乳头并开始吮吸时，才决定母乳喂养的。当你知道这将为宝宝和自己的生活带来惊人改变时，无论何时做决定，都会倍感欣慰。

虽然哺乳是一件再自然不过的事情，但大多数宝宝并不是天生的"吸奶小能手"，妈妈也不是天生的"哺乳达人"！你和小人儿可能需要花上几天（甚至几周）彼此磨合，特别是在下奶比较慢的时候。这时，是该坚持下去？还是放弃？怎样才能尽早开奶？妈妈吃哪些食物能让乳汁更丰富？是按时喂养还是按需喂养？这些问题都足以让新手妈妈们迷惑。

除此之外，关于母乳的种种说法也会给新手妈妈们带来困扰——有人说母乳喂养的孩子更聪明；有人说宝宝出生后如果不赶紧喂奶的话会导致宝宝低血糖，如果下奶慢就要先用配方奶粉喂养；有人说奶水比较稀薄是没有营养的表现；还有人说即便是母乳喂养的宝宝也要额外补充维生素……

总之，关于新生宝宝喂养的说法真是太多了，究竟哪种说法更有道理呢？

二、原来如此

（一）新生儿必须坚持母乳喂养

关于新生婴儿是否要母乳喂养，宝妈们完全不用纠结，坚定母乳喂养的信心就行了。《中国居民膳食指南（2022）》提出6月龄内婴儿母乳喂养指南，其中准则一就是：母乳是婴儿最理想的食物，坚持6月龄内纯母乳喂养。

1. 母乳最适合婴儿的消化、代谢能力　正常情况下，纯母乳喂养能满足6月龄内婴儿所需要的全部能量、营养素和水。母乳喂养是解决婴儿能量和营养需要与摄食消化能力之间矛盾的最佳方案。母乳中的高脂肪含量能满足婴儿生长和能量储备的需要，所含二十二碳六烯酸 (DHA) 能满足婴儿脑发育的需要。

2. 母乳有利于肠道健康微生态环境的建立，肠道功能及免疫功能的成熟 母乳中的乳糖和低聚糖，可促进肠道益生菌在肠道的定植和生长，有利于婴儿尽早建立健康的肠道微生态环境，促进免疫系统发育。母乳中蛋白质含量不高，但以 α-乳清蛋白为主，有最佳的必需氨基酸组成和最佳利用率，不过多增加婴儿肠道渗透压和肾脏负担。

3. 母乳有利于降低感染性疾病和过敏发生的风险 纯母乳喂养能有效地避免婴儿过早接触异源蛋白质，减少对异源蛋白质的暴露水平。研究证明，纯母乳喂养儿 1 岁以内极少发生过敏反应。如果新生儿第一口食物不是母乳，而是其他食物，食物中的异原蛋白质可能会通过新生儿不成熟的肠道黏膜细胞间隙进入体内，为可能发生的过敏或迟发性过敏埋下隐患。

4. 母乳喂养有利于营造母子情感交流的环境 母乳喂养给婴儿最大的安全感，有利于婴儿心理行为和情感发展。

5. 母乳喂养有利于婴儿智力发育 母乳喂养能确保婴儿体格健康生长，有利于婴儿脑神经功能和认知发展。应坚持让婴儿直接吸吮母乳，只要母婴不分开，就不用奶瓶喂哺人工挤出的母乳。多项荟萃分析表明，母乳喂养儿神经系统发育状况比配方奶粉喂养儿更好。

6. 母乳喂养不仅经济、安全和方便，还对母亲近期和远期健康都有益处 母乳有利于避免母亲产后体重滞留，降低母亲乳腺癌、卵巢癌和 2 型糖尿病的发病风险。

纯母乳喂养应坚持至婴儿满 6 个月。配偶和家庭成员应支持、鼓励母乳喂养。母乳喂养需要全社会的努力，专业人员的技术指导，家庭、社区和工作单位的积极支持。充分利用政策和法律保护母乳喂养。

由于特殊情况需要在婴儿满 6 月龄前添加母乳之外的其他食物的，应咨询医务人员后谨慎做出决定。

（二）怎样才能尽快下奶，让宝宝吃到母乳呢？

《中国居民膳食指南（2022）》特别提出了适用于出生后 180 天内婴儿的 "0 ~ 6 月龄婴儿母乳喂养指南"。其中六大准则中的第二条就是：生后 1 小时内开奶，重视尽早吸吮。

初乳富含营养和免疫活性物质，有助于婴儿肠道成熟和功能发展，并提供免疫保护。分娩后母婴即刻开始不间断的肌肤接触，观察新生儿觅食表现，帮助开始母乳喂养。婴儿吸吮前不需过分擦拭或消毒乳房。

如果顺利分娩，母子健康状况良好，婴儿出生后应尽快（在生后 1 小时内）吸吮母亲乳头和乳晕，刺激乳汁分泌并获得初乳。这样做除尽快获得初乳外，还可刺激乳头和乳晕神经感受，向垂体传递其需要母乳的信号，刺激催乳素的产生，促进乳汁分泌（下奶），这是确保母乳喂养成功的关键。

开奶时间越早越好。正常新生儿第一次哺乳应在产房开始，当新生儿娩出，断脐和擦干羊水后，即可将其放在母亲身旁，与母亲肌肤接触，并开始让婴儿分别吸吮双侧乳头和乳晕各 3 ～ 5 分钟，可吸吮出初乳数毫升。

刚出生的婴儿已具备很强烈的觅食和吸吮能力，母亲也十分渴望看见和抚摸自己的婴儿，这种亲子接触有利于乳汁分泌。

精神鼓励、专业指导、温馨环境、愉悦心情等可以辅助开奶。

婴儿出生时具有一定的能量储备，可满足至少 3 天的代谢需求。开奶过程中不用担心新生儿饥饿，可密切关注新生儿体重，体重下降只要不超过出生体重的 7%，就应坚持纯母乳喂养。正常分娩的情况下，不应添加糖水和配方奶，以免降低新生儿吸吮的积极性。添加配方奶也加大了后续发生牛奶蛋白过敏的风险。

我们提倡对新生儿采取袋鼠式护理，以便帮助尽早开奶。

袋鼠式护理又称皮肤接触护理，是指将婴儿裸露皮肤趴在母亲胸前，使两者皮肤互相接触的一种护理方式。

袋鼠式护理最初用于早产儿护理，后也用于足月新生儿。由于婴儿趴在妈妈胸前的姿势像袋鼠妈妈养育小袋鼠，故得名。

世界卫生组织（WHO）界定的袋鼠式护理包括 3 部分，即袋鼠式体位、袋鼠式营养、袋鼠式出院。

袋鼠式体位是模拟袋鼠等有袋哺乳动物照顾幼儿的皮肤接触护理模式，在婴儿出生早期，将新生儿直立式贴在母亲的胸口，由母亲怀抱进行持续的肌肤接触。

袋鼠式营养指纯母乳喂养。袋鼠式出院要求婴儿及早出院回家，减少病房环境对婴儿的不良刺激。

袋鼠式护理有利于促进新生儿寻找母亲乳头进行吸吮，提高新生儿觅食主动性，帮助尽早开奶，还能稳定新生儿的生命体征，缓解新生儿疼痛，促进发育。

（三）"母乳价值"可评估吗？

对于哺乳期的妈妈们来讲，被询问"奶水好不好"着实是一个经常遇到却又极不想回答的问题。有些妈妈的乳汁比较浓稠，有些比较稀薄，这是不是意味着浓稠的乳汁比稀薄的乳汁营养价值高呢？

其实这是一个误区！我们是不能用母乳颜色、质地及母乳成分测定结果来判定母乳价值的，因为母乳对于每一个婴儿来说都是无价的。

母乳颜色、黏稠度与哺乳阶段、母亲膳食和饮水，以及内循环等因素密切相关。比如初乳比成熟乳颜色淡，但富含免疫因子，哺乳过程中母乳由稀薄变浓稠，是为满足婴儿的需要，乳汁脂肪含量增加。不同的母乳，颜色和质地也会有不同。

因此，母乳无论颜色深浅、稀薄还是浓稠，只要是健康母亲的乳汁，都能给孩子提供生长发育所需的营养。母乳的颜色和黏稠度不是判断母乳营养好坏的依据。

母乳中的大部分物质并不是直接来源于母体当前摄入的膳食，而是直接或间接来源于母体内的营养储备，这是人类在进化过程中适应环境求得生存和发展的结果。

母乳成分测定是研究母乳和了解母乳的必需技术手段，但母乳成分测定需要比较精密和专业的设备，以及专业技术操作。此外，母乳成分测定存在很大的技术挑战和测定误差，因此不能用任何母乳成分测定数据，简单地判断母乳对婴儿的营养价值，更不能根据母乳测定结果中任何一项指标的高低，做出给婴儿添加奶粉的决定。

大部分母乳成分的营养差异和变化是源于母亲个体差异及泌乳过程中的成分波动，并不都能反映母亲膳食状况或营养状况的轻微变化。有一部分母乳成分的含量受哺乳期妇女自身储备和膳食状况影响较为明显，如母乳脂肪酸（亚油酸、α-亚麻酸、DHA、AA）含量，以及维生素 A、维生素 D、维生素 K、维生素 E、维生素 C、维生素 B_1、维生素 B_2、维生素 B_6、维生素 B_{12}、胆碱含量。

可以使用精密和专业设备，通过专业和严谨的技术操作测定这些含量，其结果可以用于指导母体膳食改善的建议。尽管如此，这些指标仍然不能作为否定母乳优越性的依据。

（四）你认为稀薄没营养的奶水，可能就是最有营养的"初乳"

母乳对于新生儿来讲，有着不可替代的重要作用。早吸吮和早接触可降低新生儿发生低血糖的风险。尤其是初乳，富含生物活性成分和免疫物质，对新生儿免疫系统和肠道功能发展和成熟尤为重要。

对于这十分重要的"第一口奶",你了解多少呢?

（1）新生儿出生后尽早吸吮有利于建立母乳喂养,母婴接触可提高母乳喂养率。尽早开奶是纯母乳喂养成功的必要条件。乳腺的泌乳活动是母婴双方协同完成的过程,让新生儿尽早、频繁地吸吮乳头,有利于刺激乳汁分泌,是保证成功开奶的关键措施。

新生儿尽早吸吮,能刺激乳晕中的腺体分泌婴儿特别敏感的气味,吸引婴儿通过鼻的嗅觉及面颊和口腔的触觉来寻找和接近乳头,通过吸吮刺激催乳素的分泌,进而促进乳腺分泌乳汁。

吸吮能帮助新生儿建立和强化吸吮、催乳素、乳腺分泌三者之间的反射联系,为纯母乳喂养的成功提供保障。

出生 10 ~ 30 分钟后,新生儿即可表现出强烈的吸吮能力,生后尽早开始吸吮有利于建立早期母乳喂养。

产后立即或早期即开始母婴肌肤接触可明显提高生后 1 ~ 4 个月的母乳喂养率。

（2）初乳对新生儿免疫系统和肠道功能尤为重要。尽早开奶,可充分利用初乳（分娩后 7 天内分泌的乳汁）,使婴儿获得更多营养和健康益处。

婴儿出生时已具备良好的吸吮条件反射和吸吮能力。但胃容量小、肠黏膜发育不完善、消化酶不成熟。母乳,尤其是初乳,既能很好地满足新生儿的营养需要,又能适应其消化和代谢能力,是帮助新生儿自主获取液体能量和营养素的最理想食物。

如初乳蛋白质含量可达 20 ~ 30 克 / 升,为成熟乳的 2 ~ 3 倍,其中近 90% 的蛋白质是 α - 乳清蛋白,其氨基酸模式最适合婴儿需要。此外,初乳蛋白质中富有免疫球蛋白及细胞因子,如分泌型 IgA、白细胞介素、乳铁蛋白、脂肪酶、溶菌酶等,对初生婴儿的免疫系统、肠道成熟和消化吸收都很有帮助。

开奶初期对婴儿饥饿和低血糖的担心,常常导致放弃等待乳汁的分泌,从而使新生儿的第一口食物不是母乳。实际上新生儿出生时体内具有较为丰富的能量储备和血糖维持能力,尤其是体内含有较为丰富的可以快速供能的棕色脂肪。

初乳虽然看上去比较稀薄,但含有丰富且种类繁多的低聚糖,这些低聚糖可作为肠道中双歧杆菌、乳酸杆菌等益生菌的代谢底物,促进益生菌的定植和生长,有利于婴儿快速建立健康的肠道微生态。

肠道微生态的建立,既能提高肠黏膜的屏障作用,有效减少异原蛋白质大分子暴露,又能很好地刺激肠道免疫系统平衡地发展,是预防过敏发生的重要保障。

此外，健康肠道菌群还有利于维生素特别是维生素 K 的合成。

（五）母乳喂养小窍门

母乳喂养对于新生儿和母亲健康都十分有益，应坚持纯母乳喂养至少至婴儿 6 月龄。对于新手妈妈来讲，第一次哺喂婴儿可能会有些手忙脚乱和信心不足，了解下面的知识有助于妈妈们快速进入母乳喂养状态和树立坚持母乳喂养的信心。

1. 母乳的正确哺喂方法　正确的吸吮应该让婴儿含住乳头和乳晕。哺喂婴儿时，推荐坐着喂奶，两侧乳房轮流喂，吸尽一侧再吸吮另一侧。若一侧乳房奶量已能满足婴儿需要，应将另一侧乳房内的乳汁用吸奶器吸出。

完成喂奶后，不要马上把婴儿平放，应将婴儿竖直抱起，头靠在妈妈肩上，轻拍背部，拍出婴儿吃奶时吞入胃里的空气，以防止溢奶。

2. 促进母乳分泌的方法　充分吸吮和及时排空乳房是最有效地促进母乳分泌的办法。婴儿勤吸吮，可促进乳汁分泌。新生儿能通过乳晕释放的气味觅食，找到乳房，婴儿吸吮乳头和乳晕，刺激乳头和乳晕上的神经传感器将信息经母亲下丘脑传送至脑垂体，进而分泌催乳素和催产素，至血液中催乳素和催产素水平升高，刺激腺泡细胞分泌乳汁。

婴儿频繁吸吮，及时排空乳房，能维持催乳素在较高水平，刺激乳汁合成。婴儿啼哭声、视觉刺激及母婴肌肤接触，均可致哺乳期妇女催乳素和催产素分泌增加，促进泌乳和乳汁排出。

母亲身体状况和营养是乳汁分泌的前提，哺乳期要有多样食物组成的平衡膳食。充足的睡眠和愉悦的心情是成功母乳喂养的重要条件。

产妇应从生产的辛苦中感受做母亲的幸福和快乐，从新生命的成长中享受哺乳和亲子互动。在孕期就应充分认识母乳喂养的重要性，并在家人、周围亲朋的鼓励和支持下树立母乳喂养的信心，并做好思想准备，这也是成功母乳喂养的保障。

此外，愉悦心情、充足睡眠也能增加催产素的分泌，进而促进乳汁分泌。

3. 判断母乳喂养是否充足的方法　婴儿摄乳量受多种因素的影响，但主要取决于婴儿自身的营养需要。

母乳喂养时，可以通过以下几种情况来确定乳汁分泌充足：

（1）哺喂时，婴儿有节律的吸吮，并可听见明显的吞咽声。

（2）出生后最初 2 天，婴儿每天至少排尿 1 ~ 2 次。

（3）如果有粉红色尿酸盐结晶的尿，应在生后第 3 天消失。

（4）从出生后第3天开始，每24小时排尿应达6～8次，或者如果婴儿每天能尿湿5～6个纸尿裤，就说明婴儿已经吃饱。

（5）出生后前3天每24小时至少排便3～4次，每次大便应多于1大汤匙。

（6）出生第3天后，每天可排软黄便4～10次，也可通过称量婴儿摄乳前后的体重来判断，但通常情况下不需要这样做。

（7）婴儿体格生长可用来判断婴儿一段时间，通常指2周至1个月内的母乳是否充足。定期测身长、体重、头围，标记在WHO儿童生长曲线上，就可通过其生长状况判断母乳量是否充足。

但是，绝不能为了称乳量而将乳汁挤出或吸出，用以判断母乳喂养量，这是非常不科学的。

三、吃出健康——宝妈产后调理

（一）产后体虚

产妇因在生产时消耗大量精力与体力，营养必须得到保证。如果产妇营养不够，很容易出现产后疼痛、奶水不足等情况。有丰富的营养，才能产出营养丰富的奶水，宝宝的健康才能有最基本的保证。营养充足也有助于妈妈身体的尽快恢复。下列药膳可帮助宝妈们吃出健康来。

龙眼，别名桂圆，具有补益心脾，养血安神的功效。现代医学研究表明，桂圆能够抗衰老，抗肿瘤，抗菌，消炎，调节血压，增强机体免疫力，防治再生障碍性贫血，促进智力发育等。

新手妈妈非常适合食用桂圆进行产后调理。桂圆中含有铁和维生素B_2，可以减轻新手妈妈产后子宫收缩及宫体下坠感，促进体力恢复。桂圆中丰富的铁还是制造红细胞的必要元素，在产后的恢复期内每天食用桂圆煮鸡蛋，可以治疗妊娠性贫血等产后病症，改善产后体虚乏力的状况，补血补气，对新妈妈大有好处。

药膳方一：红枣桂圆粥

食材：大米50克，桂圆5颗，红枣2颗，红糖适量。

做法：

（1）桂圆去壳，洗净。红枣洗净，切开，掏去枣核备用。

（2）大米淘洗干净，用清水浸泡30分钟，过网筛沥干水分备用。

（3）取一只砂锅，将桂圆肉、红枣及大米一并放入锅中，加适量水至砂锅3/4处。

（4）将砂锅置于火上，大火煮沸后转小火熬煮30分钟至粥成，依据个人口味加适量红糖调味即可。

功效：补血养心，开胃健脾，安神益智。

药膳方二：小公鸡莲子盅

食材：小公鸡肉100克，莲子20克，葱、姜适量，食盐少许。

做法：

（1）小公鸡肉洗净，切成碎块，焯水去血沫，备用。莲子洗净，用牙签去除莲子芯，用清水浸泡1小时，沥干备用。

（2）将处理好的小公鸡肉、莲子、葱、姜放入炖盅，加适量水炖煮。

（3）肉烂汤浓时加入少许食盐，稍煮片刻即可食用。

功效：温补气血，宁心安神。

药膳方三：栗子桂圆粥

食材：大米50克，桂圆肉8颗，栗子10粒，砂糖适量。

做法：

（1）栗子洗净后放入热盐水中稍微浸泡5分钟，捞出去壳，去衣，切成碎末。

（2）桂圆肉及大米清洗干净，大米用清水浸泡30分钟，过网筛沥干水分备用。

（3）取一只砂锅，将处理好的桂圆肉、大米和栗子碎一并放入锅中，加适量水，大火煮沸后转小火熬煮成粥，加入砂糖调味即可。

功效：补心益肾，强身健骨。

药膳方四：当归黄芪炖猪肉

食材：猪瘦肉100克，当归3克，黄芪15克，红枣5枚，食盐少许。

做法：

（1）当归、黄芪分别清洗干净。

（2）猪瘦肉清洗干净，切成4厘米见方的小块，放入沸水中焯去血污，捞出沥干备用。

（3）取一只炖盅，将猪瘦肉、黄芪、当归及红枣一并放入炖盅中，加入少量开水，没过材料，盖上盖，入锅隔水蒸2小时至猪肉熟烂，下盐调味即可。

功效：补气养血。

药膳方五：桂圆炖蛋

食材：鸡蛋 1 个，桂圆肉 6 颗，盐适量。

做法：

（1）桂圆肉用温水清洗干净，浸泡 5 分钟，沥干水分，切成碎粒，浸泡桂圆的温水留用。

（2）鸡蛋放入大碗中，加入做法（1）的温水和适量盐，打散成蛋液，用细网筛滤去气泡，放入蒸锅中，大火隔水蒸 5 分钟至蛋液完全凝固。

（3）揭开盖，将切碎的桂圆肉均匀铺在做法（2）中制成的鸡蛋羹上，盖上盖，转小火蒸制 10 分钟即可。

功效：补心养脾。

药膳方六：阿胶瘦肉羹

食材：猪瘦肉 150 克，香菇 6 朵，鸡蛋 1 个，胡萝卜半根，阿胶、姜、盐各适量。

做法：

（1）猪瘦肉清洗干净，切成细细的小粒，越细越好，加入少许清水化开。锅中坐水，沸腾后下入猪肉粒，焯去血污，捞出沥干。

（2）香菇清洗干净后切碎备用，胡萝卜切成小丁备用，姜切碎。

（3）阿胶放入少许水，隔水加热化开，备用。

（4）取一只砂锅，加入适量水，煮沸后，将猪瘦肉粒、香菇碎、胡萝卜丁、姜一并加入，再次煮沸后加入少许盐、糖调味，再次煮开后，少量多次调入做法（3）中处理好的阿胶。

（5）再次煮开，关火后打入蛋清，并顺同一方向搅散即可。

功效：滋阴润燥，补中益气。

药膳方七：紫米桂圆糕

食材：紫米、糯米各 200 克，米酒 350 毫升，桂圆肉 100 克，红糖适量。

做法：

（1）紫米洗净，用清水浸泡过夜，过网筛沥干水分。糯米淘洗干净，用清水浸泡 1 小时，过网筛沥干水分。桂圆肉清洗干净，切成碎块。

（2）将紫米、糯米一并放入电饭锅内，再放入桂圆肉和米酒，用常规煮饭挡煮熟。

（3）将煮熟的米饭趁热拌上红糖，揉匀，放入模具中压制成块即可。

需要注意的是，桂圆含糖量较高，糖尿病患者不宜多食。此外，阴虚火旺，有内热或痰火、腹胀、咳嗽、口腔溃疡、月经过多、尿道炎、盆腔炎等症患者不宜食用。孕妇在妊娠早期不宜服用，以防胎动或早产。

功效：补中益气，活血通络。

（二）产后腹痛及恶露不尽

宝妈新产后至产褥期内出现小腹阵发性剧烈疼痛或小腹隐隐作痛，多日不解，不伴寒热，常伴有血性恶露不尽，量或多或少，色淡红、暗红或紫红，或有恶臭气，伴神疲懒言、气短、乏力、小腹空坠，或伴有小腹疼痛拒按者，可用以下食疗方缓解。

药膳方一：当归生姜羊肉汤

食材：当归 50 克，生姜 20 克，羊肉 500 克。

做法：

（1）先将羊肉洗净，切成小块，放入沸水锅内焯去血水，捞出晾凉。

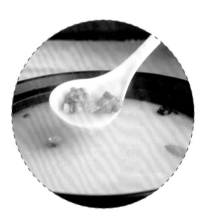

（2）将当归、生姜用水洗净，顺切成大片。

（3）取砂锅，放入适量清水，将羊肉、当归、生姜放入，大火煮沸后去掉浮沫，改用小火炖煮至羊肉烂熟，即可食用。

功效：此汤是治疗产后腹痛的代表方，当归可补虚劳、化瘀血，生姜、羊肉可暖胞宫、散寒凝。此汤对产后寒凝血瘀引起的腹痛有很好的功效。

药膳方二：丹参三七炖鸡

食材：乌鸡 1 只，丹参 30 克，三七 10 克，盐 5 克，姜适量，味精适量。

做法：

（1）乌鸡洗净切块，丹参、三七洗净，装于纱布袋中。

（2）布袋与乌鸡同放于砂锅中，加清水 600 毫升，烧开后，加入姜丝和盐，小火炖 1 小时，加入味精调味即可。

功效：乌鸡滋阴补血，三七、丹参既能止血，又能活血散瘀，可用于治疗各种血瘀出血证，对产后腹痛有显著效果。

药膳方三：山楂桂皮茶

食材：山楂 10 克，桃仁 10 克，桂皮 8 克，延胡索 8 克。

做法：

（1）将山楂、桂皮、延胡索、桃仁均洗净。先将桂皮、延胡索、桃仁放入锅中，锅中加水 700 毫升，大火煮开，转小火煮 10 分钟。

（2）放入山楂煎煮3分钟，即可关火，取汁饮用。

功效：此茶既活血又散寒，对产后瘀血阻滞引起的腹痛有功效。

药膳方四：花旗参炖乌鸡

食材：花旗参10克，香附10克，红枣5枚，乌鸡1只，盐5克。

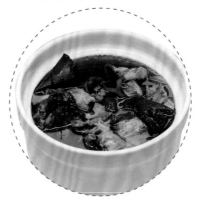

做法：

（1）将乌鸡洗净、斩块，放入炖盅内。香附洗净，煎水备用。花旗参、红枣均洗净。

（2）把花旗参、红枣、乌鸡一起倒入炖盅内，倒入香附汁。

（3）在火上炖4小时，再加入盐调味即可。

功效：补中益气、活血化瘀、行气止痛。

药膳方五：冬瓜黑鱼汤

食材：黑鱼500克，冬瓜500克，白术、泽兰各10克，盐、黄酒、生葱段、生姜片、食用油各适量。

做法：

（1）将冬瓜洗净切片；黑鱼处理干净，切段；白术、泽兰洗净，煎取药汁。

（2）黑鱼下油锅稍煎，加水、冬瓜、黄酒、盐、葱、姜，煮至鱼熟瓜烂。

（3）倒入药汁调味。

功效：此药膳既补气又活血，适合气血亏虚并有瘀滞的产后恶露患者使用，也有利于产后伤口的恢复。

药膳方六 小米鸡蛋粥

食材：小米100克，鸡蛋2个，红糖100克，清水适量。

做法：

（1）小米淘洗干净。

（2）将锅置火上，倒入适量清水，放入小米，先用武火煮沸后，再改用文火熬煮至粥浓，打入鸡蛋，加入红糖略煮即可。

功效：补脾胃，益气血，活血脉。适用于产后虚弱，口干口渴，虚泄血痢，恶露不净等。

第二节　月子餐的困惑

一、你见过吗？

　　小倩因为是顺产，所以生完孩子之后很快就回家坐月子了。当时医生跟她说，她的体质偏胖，在月子里只要注意休息就好，进补倒可以放一边。可是一回到家就看到婆婆准备一大堆的补品。小倩委婉地跟婆婆表达，无须大补。可是，婆婆却一口否决，并说中国女人千百年来就没有人说坐月子可以不补的，不知道的人还以为我虐待你呢。

　　当时，小倩对那些补品真的很排斥，经常都是婆婆端进房间，然后趁她不注意就悄悄倒在卫生间里。可是，有一次却被婆婆发现了。婆婆非常生气，跟小倩的老公告状，说小倩不懂事，浪费她的心血。为了不让老公难过，小倩只能捏着鼻子吃了那些东西。

　　同时，生完宝宝后，小倩的胃口就没有怀孕时那么好了，奶水也刚好足够。可是，2个月之后，宝宝胃口大开，小倩的奶水略显不足，于是婆婆又开始张罗下奶食物给小倩吃。小倩理解婆婆的关心，但婆婆做出来的下奶食物不仅品种繁多，而且很多都是偏方，有些食材小倩本来就不爱吃，还要每天硬吃四五次，真的是非常痛苦。

　　小倩非常想知道，月子里真的非补不可吗？有没有一种方法能不那么痛苦地增加奶水呢？

二、原来如此

（一）哺乳期妇女的饮食注意事项

　　哺乳期妇女的营养是泌乳的基础，尤其是那些母体储备量较低、容易受膳食影响的营养素。

　　动物性食物可提供丰富的优质蛋白质和一些重要的矿物质及维生素，建议哺乳期妇女每天摄入200克鱼、禽、蛋和瘦肉（其中包括蛋类50克）。为满足蛋白质、能量和钙的需要，还要摄入 25 克大豆（或相当量的大豆制品）、10 克坚果、300 克牛奶。

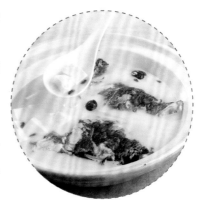

为保证乳汁中碘和维生素 A 的含量，哺乳期妇女应选用碘盐烹调食物，适当摄入海带、紫菜、鱼、贝类等海产品和动物肝脏、蛋黄等动物性食物。

哺乳期妇女的心理及精神状态是影响乳汁分泌的重要因素，哺乳期间保持愉悦心情可以提高哺乳期妇女喂养的成功率。坚持哺乳、适量的身体活动，有利于身体复原和体重恢复正常。

吸烟、饮酒会影响乳汁分泌，其含有的尼古丁和酒精也可通过乳汁进入婴儿体内，影响婴儿睡眠及精神运动发育，哺乳期间应忌烟、酒。茶和咖啡中的咖啡因可以造成婴儿兴奋，哺乳期妇女应限制饮用浓茶和大量咖啡。

哺乳期妇女既要分泌乳汁、哺育后代，还要逐步补偿妊娠、分娩时的营养素损耗并促进各器官、系统功能的恢复，因此比一般育龄妇女需要更多的营养。

与非哺乳妇女一样，哺乳期妇女的膳食也应该是由多样的食物组成平衡膳食，除保证哺乳期的营养需要外，哺乳期妇女的膳食还会影响乳汁的滋味和气味，对婴儿未来接受食物和建立多样化膳食结构产生重要影响。

产褥期是指孕妇从胎儿、胎盘自身体娩出，直到除乳腺外各个器官恢复或接近正常未孕状态所需的一段时间，一般需 6 ~ 8 周。

在中国民间，产褥期也称为"月子"。月子饮食常被过分重视，月子期间往往过量摄入肉类和蛋类，以致能量和脂肪摄入过剩。许多地区月子风俗甚至还保留着不同的食物禁忌，如不吃或少吃蔬菜、水果、海产品等，容易造成微量元素摄入不足。满月过后又恢复到一般饮食，不利于哺乳期妇女获得充足营养，以持续进行母乳喂养。应纠正这种饮食误区，做到产褥期食物种类多样并控制膳食总量的摄入，坚持整个哺乳阶段（产后 2 年）营养均衡，以保证乳汁的质与量，为持续进行母乳喂养提供保障。

随着经济发展和生活方式改变，哺乳期，特别是产褥期妇女的营养和健康面临新的挑战，如膳食结构不尽合理，动物性食物摄入过多，致产后体脂含量及体重滞留率较高；也存在某些食物摄入不足或不均衡，致乳汁分泌不足及母乳成分中某些微量营养素缺乏，进而影响母乳喂养的持续性和婴儿生长发育。

哺乳期妇女身体活动不足和不健康生活方式将影响母婴健康。针对哺乳期妇女当前存在的营养健康问题，结合近年来的研究证据，对哺乳期妇女膳食指南进行了修订。建议哺乳期妇女在一般人群膳食指南基础上，还要遵从以下五条核心推荐，在实践中加以应用。

- ➦ 产褥期食物多样不过量，坚持整个哺乳期营养均衡。
- ➦ 适量增加富含优质蛋白质及维生素的动物性食物和海产品，选用碘盐，合理补充维生素。
- ➦ 家庭支持，愉悦心情，充足睡眠，坚持母乳喂养。
- ➦ 增加身体活动，促进产后恢复健康体重。
- ➦ 多喝汤和水，限制浓茶和咖啡，忌烟酒。

（二）哺乳期如何合理饮用汤水

哺乳期妇女每天分泌乳汁，加上自身代谢的增加，水需要量也相应增加。每日应比孕前增加 1100 毫升水的摄入，可以多吃流质食物，如鸡汤、鲜鱼汤、排骨汤、菜汤、豆腐汤等，每餐都应保证有带汤的食物。

但汤的营养密度不高，过量喝汤会影响其他食物，如主食和肉类的摄取，造成贫血和营养不足等问题。因此，喝汤也有讲究。

1. 餐前不宜喝太多汤　餐前多喝汤会导致食量减少。对于需要补充营养的哺乳期妇女而言，应该增加而不是减少食量，所以餐前不宜喝太多汤，可在餐前喝半碗至一碗汤，待到八九成饱后再喝一碗汤。

2. 喝汤的同时要吃肉　肉汤的营养成分大约只有肉的 1/10，为了满足产妇和宝宝的营养，应该连肉带汤一起食用。

3. 不宜喝多油浓汤　太浓、脂肪太多的汤不仅会影响产妇的食欲，还会引起婴儿脂肪消化不良性腹泻。煲汤的材料宜选择一些脂肪含量较低的肉类，如鱼、瘦肉、去皮的禽肉、瘦排骨等，也可喝蛋花汤、豆腐汤、蔬菜汤、面汤及米汤等。

婴儿 3 个月内，哺乳期妇女应避免饮用含咖啡因的饮品，如咖啡、茶。3 个月后，哺乳期妇女每日咖啡因摄入量应小于 200 毫克。

咖啡中咖啡因的含量因咖啡豆品种和加工方法的不同而有很大不同，低咖啡因咖啡，如一杯意式咖啡中，咖啡因的含量可能低至 50 毫克；而一杯滴滤咖啡，咖啡因的含量可高达 200 毫克。如不了解咖啡品种和制作方法，哺乳期妇女每天饮用咖啡不要超过一杯。浓茶中的咖啡因含量也较高，哺乳期妇女可饮用淡茶水补充水分。

产褥期对于母婴来讲，都是关系到日后长久健康的关键时期。以下关键事实，是在充分的科学证据基础上得出的结论，应牢记：

- ⊃ 产褥期动物性食物摄入明显高于其他哺乳阶段，会导致哺乳期营养不均衡。
- ⊃ 因为乳汁分泌、补偿妊娠分娩的营养损耗、促进器官系统的恢复，哺乳期妇女比一般育龄妇女需要更多的营养，特别是蛋白质、维生素A、钙和碘。
- ⊃ 母乳中维生素A和碘易受哺乳期妇女膳食的影响，增加动物肝脏、海藻类食物的摄入，有利于提高乳汁中维生素A及碘的含量。
- ⊃ 母乳喂养有利于母婴健康，特别是能够降低母亲产后出血、体重滞留及乳腺癌发病风险。
- ⊃ 产后有规律的身体活动能够促进母亲身体恢复和维护母婴健康。

三、吃出健康——食养催乳

产后奶水不足一般有两种情况，一是怀孕时营养不均衡，导致气血亏虚；二是现代女性因为各种原因而容易肝气郁滞。其主要症状是产后无乳汁分泌，或者乳汁分泌很少。乳房无胀痛感，面色苍白、皮肤干燥、食少、大便干结，属虚证。另一种产后缺乳症状是乳房胀满而痛，甚或身热，胸胁不舒，胃脘胀满，食欲减退，属实证。前面一种情况需要调整饮食结构，主食的量不可少；后面一种情况则需要调畅情志。

能治疗产后缺乳的药物有党参、炒白术、当归、王不留行、黄花、川芎、通草、陈皮、地黄、木香等。对治疗产后缺乳有辅助作用的食物有猪脚、鸡、鸽、猪肘、鹌鹑、鱼类、禽蛋类、蔬菜、水果等。

药膳方一：冬瓜鲫鱼汤

食材：鲫鱼2条，冬瓜300克，葱、姜、盐各少许。

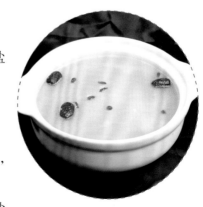

做法：

（1）将鲫鱼清洗干净，冬瓜去皮切小片。

（2）鲫鱼下入冷水锅中，大火烧开，加葱、姜，改小火慢炖。

（3）当汤汁呈奶白色时，下入冬瓜片，加盐调味，再煮5分钟即可。

功效：补气血、通乳汁。冬瓜利水，与鲫鱼同食增加了通乳汁的功效。

注意：孕妇喝汤切忌盐放得太多。这道汤里的鱼肉也很好吃，是很好的蛋白质来源，不能只喝汤不吃肉。

药膳方二：木瓜花生红枣汤

食材：木瓜 1 个，花生 100 克，红枣 5 枚，红糖适量。

做法：

（1）木瓜去皮、核，切块。花生、红枣洗净，红枣去核。

（2）将木瓜、花生、红枣和适量清水放入锅中，加入红糖。待水煮沸后，改用小火煲 2 小时即可。

功效：中医认为，木瓜味甘性平，可以滋补产妇身体，还有催乳的功效。不少女性在生完宝宝之后有奶水不足的问题，尤其是剖宫产者，宝宝吃不饱，饿得直哭，妈妈也跟着着急，其实煲木瓜花生红枣汤饮用有助于增加乳汁。

如果不喜欢总喝一种汤，可以把木瓜与猪蹄、红糖、红枣等分别搭配煲汤。

药膳方三：无花果花生炖猪脚

食材：无花果 20 克，花生 50 克，猪脚 2 只，姜 10 克，葱 15 克，盐 10 克。

做法：

（1）猪脚去毛洗净并一劈两块，无花果、花生洗净，姜拍松，葱切段。

（2）将猪脚、无花果、花生、葱、姜、盐放入炖锅内，加水 2000 毫升。

（3）炖锅置武火上烧沸，再用文火炖煮 1 小时即成。

食用方法：每日 2 次，吃猪脚、无花果、花生，喝汤。既可佐餐，又可单独食用。

功效：能补气血，通乳汁，适用于气血虚弱的产妇。

药膳方四：红枣小米粥

食材：红枣 10 枚，小米 150 克，红糖 30 克。

做法：

（1）小米淘洗干净，红枣去核。

（2）将小米、红枣放入锅内，加水 1000 毫升。

（3）锅置武火上烧沸，再用文火煮 40 分钟，加入红糖拌匀即成。

食用方法：每日 2 次，当早餐或者是夜宵食用。

功效：补气补血，适用于气血虚弱的产妇。

药膳方五：通草奶

食材：通草 15 克，牛奶 250 克，白糖 30 克。

做法：

（1）将通草洗净，放入牛奶锅中，加入牛奶250克。

（2）牛奶锅置于中火上烧沸，加入白糖搅匀即成。

食用方法：每日1次，早餐服用。

功效：补气血，通乳汁。用于乳汁缺少的产妇。

药膳方六：竹笋鲫鱼汤

食材：冬笋200克，鲫鱼1条（约300克），黄酒、姜丝、葱、盐、味精、食用油各适量。

做法：

（1）将鲫鱼处理干净，加黄酒、姜丝、盐腌制。

（2）锅置旺火上，下油，八成熟时放入鲫鱼，两面煎黄，倒入冬笋和姜丝，注入清水，烧开后转小火煮至熟透，加入味精调味即可。

功效：对产后乳少有很好的食疗效果。

药膳方七：通草丝瓜鸡汤

食材：通草6克，小公鸡1只，丝瓜200克，食用油、葱、蒜、盐各适量。

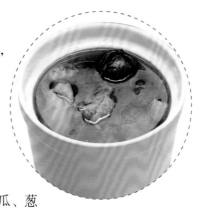

做法：

（1）将通草、丝瓜分别洗干净，小公鸡处理干净，切块备用。

（2）将葱切段，蒜切成细末，丝瓜切成条状。

（3）起锅，倒入食用油，下鸡肉块、通草、丝瓜、葱段、蒜末、盐，用中火翻炒至鸡肉变色，再加入高汤，煮沸后转小火炖1小时即可。

功效：对产后乳少及乳腺炎均有辅助治疗作用。

药膳方八：猪蹄凤爪冬瓜汤

食材：猪蹄250克，鸡爪150克，冬瓜、花生各适量，木香10克，盐、鸡精、姜片各适量。

做法：

（1）将猪蹄洗净、斩块、焯水。鸡爪洗净。冬瓜去瓤、洗净、切块。花生洗净。

（2）木香洗净，煎汁备用。

（3）将猪蹄、鸡爪、姜片、花生放入炖盅，注入木香汁，大火烧开，放入冬瓜，改小火煮2小时，加盐、鸡精调味即可。

功效：既补虚又通络，对产后缺乳、乳络不通者效果显著。

药膳方九：枸杞香猪尾

食材：猪尾 250 克，王不留行 10 克，牛膝 8 克，枸杞子适量，盐 3 克。

做法：

（1）猪尾洗净、剁段、焯水，枸杞子洗净，浸水片刻。

（2）将猪尾、枸杞子、王不留行放入瓦煲内，加入适量清水，大火烧沸后改小火煲 1.5 小时，加盐调味即可。

功效：行血通经、催生下乳、消肿敛疮。

传统上，为了让产妇有充足的母乳，家属往往从孩子刚出生就开始给产妇喝各种催乳汤。其实，刚出生的小婴儿，胃容量小，吸吮力也较差，吃得也少，如果奶水过多，则不能完全排出，会淤滞于乳腺导管中，导致乳房胀痛。一般情况下，只要下奶正常，并能满足婴儿进食的需要，分娩一周后如母乳不足再开始喝汤催乳就可以。

第三节　母乳宝宝也要额外补充营养素吗

一、你见过吗？

小倩是一位新晋宝妈，她知道母乳是宝宝最佳的食物，营养物质丰富，所以一直坚持母乳喂养。但最近她听朋友说，纯母乳喂养也有不足，一定要给宝宝额外补充一些营养素，比如维生素、钙……于是小倩上网一搜，关于这方面的说法还真不少。但也有一些争论引起了小倩的困惑。比如，母乳喂养的宝宝真的需要补充维生素 A、维生素 D 吗？补多长时间？是补维生素 D 还是补维生素 A 和维生素 D 呢？

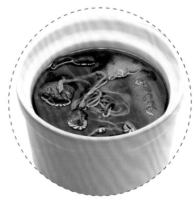

有人说，只补充维生素 D，不补充维生素 A；长期补充维生素 A 容易过量中毒。还有家长建议，给宝宝一天补维生素 A，一天补维生素 D，这样更

合理。关于补钙，更是众说纷纭。

小倩更加迷惑了，纯母乳的宝宝，到底需要补充哪些营养素？怎么补？补多久？如果不补或者补过量了会不会有什么危害呢？

二、原来如此

为什么婴儿需要补充维生素 D 和维生素 K 详见本套书《关键问题 100 问》第四章第二节特殊人群膳食制作常见问题相关内容。

三、吃出健康——维生素 D 和维生素 K 的补充方法

维生素 D 和维生素 K 的补充方法详见本套书《关键问题 100 问》第四章第二节特殊人群膳食制作常见问题相关内容。

第四节　哪些情况可考虑其他喂养方式

一、你见过吗？

小新是一位宝妈，她在宝宝 4 个月的时候，就重返了工作岗位。虽然断奶对于小新来说省心又省力，但是不想给娃断奶，因为母乳对孩子来说是最有营养的。小新义无反顾，做起了背奶妈妈。

于是小新上班的时候，要带上奶瓶、冰袋、吸奶器。胀奶时，就要在工作的间隙将母乳挤出来，下班之后再给孩子背回家吃。

上班过程中，生理上的种种不适，因为吸奶耽误工作，可能会惹来同事和领导的不理解。但是只要一句，母乳对于孩子来说是最好的营养，就足以让小新无怨无悔了。

二、原来如此

（一）特殊情况下如何坚持母乳喂养？

母乳是最适合婴儿消化代谢能力，能满足婴儿全面营养需求的天然食物。母乳喂养能确保婴儿健康生长，有利于婴儿脑神经功能和认知发展，有助于母婴情感交流，促进婴儿行为发展和心理健康，有助于降低婴儿远期慢性病的发生风险，有助于母亲近期和远期健康。

既然母乳喂养有这么多好处，那么，在特殊情况下该如何坚持母乳喂养呢？

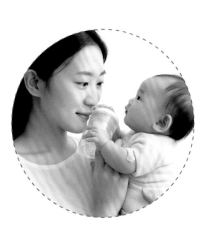

在母婴不分离的情况下，应尽量保证直接喂哺。虽然母乳充足，但有些情况下哺乳期妇女无法确保在婴儿饥饿时直接喂哺婴儿，如危重早产儿、哺乳期妇女上班期间等，此时可采用间接哺喂方式。

需要间接哺喂时，建议哺乳期妇女用吸奶泵定时将母乳吸出并储存于冰箱或冰盒内，一定时间内再用奶瓶喂给婴儿。

吸出母乳的保存条件和允许保存时间如下：

常温保存：20 ~ 25℃常温存放，可存放 4 小时。

冷藏储存：存储于 15℃左右便携式保温冰盒内，可储存 24 小时；储存于 4℃左右冰箱冷藏区，可储存 48 小时；储存于冰箱冷藏区，但经常开关冰箱门的情况下可保存 24 小时。

冷冻保存：冷冻温度保持于 -15~-5℃时，可保存 3 ~ 6 个月；低于 -20℃低温冷冻时，可保存 6 ~ 12 个月。

保存母乳时，无论室温冷藏或冷冻保存，均需使用一次性储奶袋或储奶瓶，或使用经严格消毒的储奶瓶，不使用玻璃瓶，以防冻裂。

保存母乳时要详细记录采集和存储奶日期。

冷冻保存的母乳食用前移至冰箱冷藏室解冻，但在冷藏室不要超过 24 小时。解冻的母乳不宜再次冷冻。

保存的母乳食用前先将储奶袋或储奶瓶置于温水中加热，再倒入喂养的奶瓶。对早产儿，可在储存母乳倒入喂养奶瓶时，加入母乳强化剂，混匀溶解后再哺喂给婴儿。

（二）哪些情况下可考虑其他喂养方式？

以下情况很可能不宜母乳喂养或常规方法的母乳喂养，需要采用适当的喂养方法，如配方奶喂养。具体患病情况、母乳喂养禁忌和适用的喂养方案，请咨询医生或营养师。

（1）婴儿患病，包括先天性、遗传性代谢疾病。

（2）母亲患病，如传染病、精神病。

（3）母亲因各种原因摄入药物。

（4）经专业人员指导和各种努力后乳汁分泌仍不足。

（三）为什么说婴儿配方奶粉是母乳喂养失败后的无奈选择？

虽然婴儿配方奶粉都经过一定配方设计和工艺加工，保证了部分营养素的数量和比例接近母乳，但却无法模拟母乳中一整套完美独特的营养和生物活性成分体系，如低聚糖、铁蛋白和免疫球蛋白，以及很多未知的活性成分。

母乳喂养的婴儿可以随母乳体验母亲摄入膳食中各种食物的味道，对婴儿饮食心理和接受各种天然食物有很大帮助，这也是配方奶粉无法模拟的。

此外，母乳喂养过程和奶瓶喂养过程给予婴儿的心理和智力体验完全不同。虽然婴儿配方奶粉能基本满足 0 ~ 6 月龄婴儿生长发育的营养需求，但完全不能与母乳相媲美。

（四）新生儿黄疸会影响母乳喂养吗？

新生儿黄疸是胆红素，大部分为未结合胆红素在体内积聚而引起，其原因很多，有生理性和病理性之分。

新生儿出现黄疸是比较常见的。无论是生理性黄疸还是病理性黄疸，都可以母乳喂养。母乳喂养不足也是新生儿发生黄疸的重要原因。

有小部分新生儿会发生母乳性黄疸，其原因尚不完全明确，可能与母乳中的酶可催化结合胆红素变成未结合胆红素，加之新生儿肠蠕动慢有关。

即使是母乳性黄疸，目前也不主张停止母乳喂养，可少量多次喂养。当胆红素水平超过每升 150 毫克时，可暂停母乳喂养观察，如明显下降，确定为母乳性黄疸，仍可母乳喂养。

三、吃出健康——婴儿配方食品

如何正确使用婴儿配方食品？

经过科学设计、配方调整的婴儿配方奶粉相对于普通食品，如成人奶粉、蛋白粉、豆奶粉等较为适合婴儿营养需要和消化、代谢特点，可作为无法获得足量母乳喂养时的可选择补充。

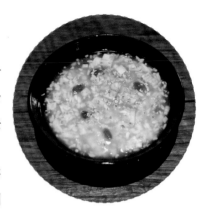

如何正确选择和使用婴儿配方食品详见本套书《关键问题100问》第四章第二节特殊人群膳食制作常见问题相关内容。

第五节　我的宝宝"达标"吗

一、你见过吗？

在"拼娃"的时代，不少家长对孩子的照顾远不止吃饱穿暖，对孩子的内在和外在同样关注，智力发育、性格培养、身高管理，父母无一例外都很重视。而孩子的身高是否正常、到底是什么因素在影响孩子身高等一系列的问题总是让家长们感到很困扰。

小希就是被这些问题困扰的宝妈之一。由于女儿出生时的身高只有40厘米，体重刚到3斤，而正常婴儿的出生身高在50厘米左右，这足足相差的10厘米如同一道创疤，在小希的心口挥之不去。在39岁的年纪早产生下女儿实属不易，毫无疑问属于"高龄产妇"的小希在女儿降临这个世界之初就殚尽了心血。

因为女儿长得总是比同龄的宝宝瘦小，小希总想通过补充营养让孩子赶紧追上同龄人，只要女儿肯吃，她便尽量满足。

感觉宝宝的身高有点矮，算不算正常呢？

身高、体重都偏低，要怎么追赶呢？

这些问题无时无刻不困扰着小希。

你知道孩子生长发育的基本规律是怎样的吗？你有带孩子定期体检吗？你有没有觉得自己的宝宝长得慢而给他买"进补食品"呢？宝宝的身长、体重、头围都代表着什么？该怎样正确理解和使用儿童生长发育曲线呢？

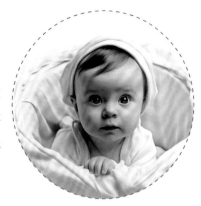

二、原来如此

（一）如何测量婴幼儿的体格发育？

体重是判定婴幼儿体格生长和营养状况的重要指标，也是婴幼儿定期健康体检的重要项目之一。

社区卫生服务中心等医疗机构都有专用的婴幼儿体重秤，其测量精度高、分辨率为 5 克，可以准确测量婴幼儿体重，及时发现体重变化。

测体重时最好空腹，排去大小便，尽量脱去衣裤、鞋帽、尿布等，最好能连续测量两次，两次间的差异不应超过 10 克。

在家中给婴幼儿称体重时，如有条件最好使用婴幼儿专用体重秤。如条件有限，可由家属抱着婴幼儿站在家用体重秤上称重，再减去大人的体重，即为婴幼儿的体重。由于普通家用体重秤的测量误差在 100 克左右，所以采用这种方法不能准确得知婴儿在短期内的体重增长，只适用于观察较长时间的体重变化。

2 岁以下婴幼儿应躺着进行身长的测量。

身长为头、脊柱和下肢长的总和。社区卫生服务中心等医疗机构有专用的婴幼儿身长测量床。婴幼儿在测量身长前应先脱去鞋、袜、帽子、头饰、外衣裤。让婴幼儿仰躺在测量床上，请助手或家属扶住婴儿头部，婴儿头顶接触测量床顶板，测量者注意让婴幼儿保持全身伸直，左手按直婴幼儿的双膝部，使双下肢伸直、并拢，并紧贴测量床的底板，右手推动测量滑板，使滑板紧贴婴幼儿的足底，并使测量板两端测量值一致，然后读取数值，精确到 0.1 厘米。最好能连续测量两次，两次相差不能超过 0.4 厘米。

在家里测量时，可以让婴儿躺在桌上或木板床上，在桌面或床沿贴上一软尺。在婴儿的头顶和足底分别放上两块硬纸板，读取头板内侧至足板内侧的长度，即为婴幼儿的身长。

头围是反映婴幼儿脑发育的一个重要指标。测量时使用软尺，寻找婴儿两条眉毛的眉弓，即眉毛的最高点。将软尺的零点放在眉弓连线的中点上，将软尺沿眉毛水平绕向婴儿的头后，寻找婴儿脑后枕骨结节，即脑后的最突点，将软尺绕过婴儿颅后枕外隆凸中点，并将软尺绕回颅前。将软尺重叠交叉，交叉处的数字即为婴儿头围，读数精确至 0.1 厘米。

（二）儿童生长曲线和参考值代表什么？

《中国居民膳食指南（2022）》中六大准则中的第六条是：定期监测婴儿体格指标，保持健康生长。

身长和体重是反映婴儿喂养和健康状况的直观指标。患病或喂养不当、营养不足会使婴儿生长缓慢或停滞。

6 月龄内婴儿应每月测一次身长、体重、头围，病后恢复期可增加测量次数，选用国家卫生标准《5 岁以下儿童生长状况判定》（WS/T 423—2013）判断婴儿是否得到正确、合理的喂养。

婴儿生长有自身规律，过快、过慢生长都不利于远期健康。婴儿生长存在个体差异，有阶段性波动，不必相互攀比生长指标。母乳喂养儿体重增长可能低于配方奶喂养儿，这是完全正常的。只要处于正常的生长曲线轨迹，即是健康的生长状态。

（三）如何评价婴儿生长发育状况？

依据国家卫生行业标准《5 岁以下儿童生长状况判定》的判定指标和方法进行评价。

该标准引用了 WHO 2006 年《儿童生长标准》数据，推荐使用 Z 评分指标进行判定。

Z 评分：实际测量值与参考人群指标中位数之间的差值和参考人群标准差相比，所得比值就是 Z 评分。

为什么婴幼儿的生长不宜追求参考值的上限？

每个婴儿出生体重不同，由于遗传和环境因素的影响，出生后增长速度和生长轨迹不可能完全一样。在喂养得当、营养充分、健康良好的情况下，婴儿的生长发育水平也存在一定的差异。

生长曲线和参考值是基于大部分婴儿的生长发育数据推算的范围，是群体研究的结果。每一个婴儿都会有自己的生长曲线，并不是每个婴儿的生长曲线一定处于平均水平或上游水平。

参考值的上限指的是同龄婴儿中处于上游2%或3%的水平，显然不可能所有的婴儿都处于此水平。大部分婴儿的生长指标都会比较接近均值或中位数水平，但均值或中位数水平也不是每个婴儿的生长目标。

评价某一个婴儿的生长时，应将其现在的情况与以往进行比较，尤其应以其出生时的状况为基准，观察其发育动态，才更有意义。

如果盲目追求过快生长，可能会引起童年期肥胖，并增加成年期肥胖、糖尿病、高血压、心血管疾病的发生风险。因此，不要将婴儿的生长指标与参考值的上限相比，也不要与平均水平相比，更不要与邻家孩子的指标相比，让婴儿沿其自身正常的生长轨迹成长。

《儿童生长标准》是WHO于2006年发布的生长参考数据。该标准依据1997—2003年间开展的生长参考值多中心研究，收集多民族背景和文化环境的健康母乳喂养婴儿体格纵向追踪数据，包括体重、身长、BMI、头围、上臂围等指标的数值，采取相对于年龄或相对于身高的数据形式，用统计学方法描述其分布，并拟合、绘制生长曲线图。

研究数据显示，在世界上任何地方出生并给予最佳生命开端的婴儿，都有潜力发展到相同的体格范围。儿童生长到5岁前的差别更多地受营养、喂养方法及卫生保健因素的影响，而不是遗传或种族。

基于此，WHO认为其《儿童生长标准》适用于各个国家。因此，《中国居民膳食指南（2022）》中建议采用的《5岁以下儿童生长状况判定》（WS/T 423—2013）也参考了WHO《儿童生长标准》。

（四）孩子喂养，不能拔苗助长

在婴儿出生之后的生长过程中，很多家长都迫切希望自己的孩子能够快快长大，长得壮实。但是每个孩子都有属于他自己的生长规律和生长曲线，我们需要做的是，呵护孩子在正常的生长范围内，沿着其特有的生长曲线慢慢长大，不要操之过急。

婴儿期是生长发育的高峰期，充足的营养是促进体格、智力和免疫功能发展的物质基础。体格指标是所有发展评价指标中最易于获得而又灵敏的观察指标。因此，定期对婴儿进行体格测量分析是保障婴儿获得健康生长的重要举措。体格指标主要包括体重、身长、头围等。

婴儿健康成长是件好事，但如果追求过快生长，则会增加远期健康风险。

早期营养和相应的生长对成年期疾病的发生具有重要影响。营养缺乏导致的低出生体重和出生后生长迟缓，以及过度喂养导致的超重、肥胖，都具有明显的近、远期健康危害。

在养育过程中，营养和生长发育方面传统上追求的"多、高、大、快"，在体格、智力和免疫功能等方面带来一定近期效益的同时，增加了远期健康的风险。

因此，在喂养实践中，应权衡利弊，遵循婴儿生长规律，谋求近期健康效益和远期健康效益之间的平衡。

三、吃出健康

便秘、湿疹、甲沟炎、佝偻病、小儿夜啼为 0 ~ 6 个月婴儿的常见病。通过膳食调节能够有效预防和治疗这些常见的疾病。

（一）便秘

除各种原因引起肠梗阻，发生急性便秘外，凡是 2 天以上不排便，大便干燥、排便困难都称为便秘。婴儿喂牛奶后常大便干结，因为牛奶中酪蛋白较母乳多，在胃内遇酸凝结成硬块，不易消化，致使大便过干过硬，发生便秘。

宝宝便秘，除大便难解外，还可见腹胀不适，胸部憋闷，吃饭不香，甚至脾气暴躁、哭闹不宁等。

母乳喂养儿如有便秘，可加润肠辅食，如糖水或鲜果汁，4 个月以上可以加菜泥。

年长儿可适当吃粗粮和富有纤维素的蔬菜，如芹菜、韭菜等，并多喝水。

3 个月以上的婴儿可以训练定时排便，最好在早晨起床后或吃饭后，但要注意坐盆时间不要太长，不可以边坐盆边玩。

将手掌平放在宝宝肚子上，自右下腹向上绕起，按顺时针方向轻轻按摩 10 余次，每晚睡前进行 1 次，有助于帮助宝宝排便。如大便数天未解，按摩后不能立即排便者，可先用肥皂条或开塞露缓解症状，再用按摩进行治疗。

（二）湿疹

奶癣属于湿疹，好发于 1 ~ 2 个月的婴儿，也有少数 5 ~ 6 个月之后才发病，通常见于比较胖的孩子。诱发湿疹的原因很多，主要有过量喂养而导致消化不良，吃糖多造成肠内异常发酵或存在肠道寄生虫病，强光照射，肥皂、化妆品、皮毛纤维、花粉、油漆的刺激；也有的是母亲接触某些致敏因素或吃了某些食物，通过乳汁影响婴儿产生了湿疹。

湿疹大多发生在宝宝的面颊、额部、眉间和头部，严重时躯干和四肢也有。初起时为潮红斑片，伴有米粒大小的丘疱疹或丘疹，继而破溃、糜烂、渗液、结痂，可累及头皮。皮损常常对称性分布。

湿疹病情时轻时重，反复发作，一般 2 周左右可逐渐痊愈，但若并发严重的感染，可引起败血症。

如何避免湿疹的发生呢？

第一，食物中要有丰富的维生素、无机盐和水，糖和脂肪要适量，少吃盐，以免体内积液太多。

第二，提倡母乳喂养。因为母乳喂养可以防止由奶粉喂养而引起的对特异蛋白过敏所导致的湿疹。

第三，如果是对牛奶过敏，则可把牛奶多煮开几次再喝，以改变其成分结构，减少致敏因素或食用其他代乳品。

第四，如果是对某些食物过敏，则可以开始吃少量，再慢慢加量，使孩子逐渐适应。

第五，尽量不要让孩子与宠物接触。

（三）甲沟炎

甲沟炎是一侧或两侧的甲沟及其周围组织的化脓性感染，又叫指甲周围炎，多由该处的轻微外伤引起病原菌的感染所致，以金黄色葡萄球菌为主。

由于新生儿的两只小手经常处于半握拳或握拳姿势，手指湿热，甲沟处易于藏着污垢，便于细菌的繁殖，所以新生儿容易患甲沟炎。

起病时宝宝患指甲缝处出现红肿、疼痛，以后局部肿胀，张力增高，皮肤苍白，有跳痛，手下垂时疼痛加重，夜间常因疼痛而不能入睡，并有发热等全身症状。甲沟炎如果能及时治疗和处理，短期内即可痊愈，但如果处理不当，则可引起败血症或发展为慢性甲沟炎、慢性指骨骨髓炎等。

如果宝宝得了甲沟炎，早期可以用热水浸泡患肢，每天 2 ~ 3 次，每次 20 分钟左右，同时外敷鱼石脂软膏或如意金黄散，外涂碘酒亦可。

避免甲沟炎的发生，可以从以下三方面做起：

第一，让宝宝养成良好的卫生习惯，不要随意拔出倒刺。一旦出现倒刺，要用指甲刀剪，切忌硬拔。

第二，给宝宝修剪指甲时，不要留得过短，以免甲床外露受损而引发感染。

第三，告诫宝宝不要咬或者剔指甲及其边缘的皮肤，以免损伤发炎。

（四）佝偻病

维生素 D 缺乏性佝偻病是由于儿童体内维生素 D 不足，导致体内钙、磷代谢失常的一种慢性营养性疾病，以正在生长的骨骺端软骨不能正常钙化造成骨骼病变为特征。本病多发生于 3 个月到 3 岁的孩子。

如果孩子出现汗多，特别是睡觉或吃奶时头部出汗多、脱发、枕秃、睡觉不踏实、容易惊醒、平时烦躁、爱哭闹等，父母就应意识到宝宝可能出现了佝偻病，这时应立即到医院诊治。

避免佝偻病的发生，饮食方面要做到以下几点：

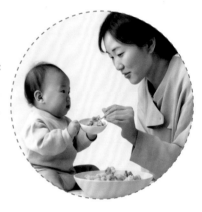

第一，预防佝偻病应从胎儿时就开始，母亲在妊娠期间要注意饮食搭配，多晒太阳。妊娠后 3 个月可每天服用鱼肝油 400 国际单位。宝宝出生后，提倡母乳喂养，因为牛奶中钙含量虽然比母乳高，但吸收率较低。非母乳喂养儿应从第 2 周起添加富含维生素 D 及钙、磷比例适当的辅食。

第二，新生儿满月后即可抱到户外晒太阳。每天晒太阳的最佳时间是上午九点以后，下午四五点钟以前，平均每天户外活动时间应在 1 小时以上。夏天应在树荫下，避免阳光直射，但不要隔着玻璃晒太阳，因为玻璃、衣服都能阻挡紫外线。体弱儿或在冬春季节户外活动受限时，可补充维生素 D。

第三，定期到医疗保健部门进行健康检查，尤其是早产儿、低出生体重儿及人工喂养儿更是如此，以便早期发现，及时治疗。

（五）小儿夜啼

婴儿白天能安静入睡，入夜则啼哭不安、时哭时止，或每夜定时啼哭，甚则通宵达旦，称为夜啼。多见于新生儿及 6 个月内的小婴儿。中医认为小儿常因脾寒、心热、惊骇、食积而发病。

药膳方一：灯芯连翘茶

食材：灯芯草 30 克，连翘 6 克，白糖 10 克。

做法：

（1）灯芯草、连翘洗净，同放入奶锅内，加水。

（2）武火烧沸后，文火煎煮 25 分钟，除灯芯草和连翘，用纱布过滤，加入白糖拌和，再烧沸即成。

功效：清热除烦，宁心安神。用于小儿烦躁不安、心热夜啼等症。

药膳方二：姜糖饮

食材：生姜 10 克，红糖 10 克。

做法：

（1）将生姜去皮，洗净，切片。

（2）再把生姜放进锅中，加适量水，用小火一起煎煮大约半小时。

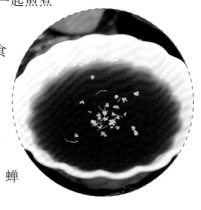

（3）最后再加上红糖，搅拌均匀，给小儿喂食即可。

功效：温中散寒，适用于小儿脾胃虚寒夜啼，大便溏泄，腹中冷痛者。

药膳方三：清心凝神茶

食材：淡竹叶 3 克，灯芯草 1 撮，绿茶 1 克，蝉蜕 1 克，适量白糖。

做法：

（1）将淡竹叶、灯芯草、蝉蜕各洗净备用。

（2）将所有材料放进锅中，加适量水，用小火煮 20 分钟，煮沸倒入茶杯中。

（3）可依个人口味添加白糖调味。

功效：清心安神。主治小儿夜啼，手足心热或午后潮热、口干。

第二章

7～24月龄婴幼儿
应该怎么吃

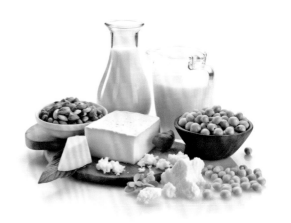

《中国居民膳食指南（2022）》中除详细给出了 0 ～ 6 月龄婴幼儿的喂养建议，还专为 7 ～ 24 月龄婴幼儿提供了喂养指南。此指南适用于满 6 月龄（出生 180 天）至不满 2 周岁（24 月龄内）的 7 ～ 24 月龄婴幼儿。

对于 7 ～ 24 月龄婴幼儿，母乳仍然是重要的营养来源，但单一的母乳喂养已经不能完全满足其对能量及营养素的需求，必须引入其他营养丰富的食物。

7 ～ 24 月龄婴幼儿消化系统、免疫系统的发育，感知觉及认知行为能力的发展，均需要通过接触、感受和尝试来体验，逐步适应并耐受多样的食物，从被动接受喂养转变到自主进食。

这一过程从婴儿 7 月龄开始到 24 月龄时完成。父母及喂养者的喂养行为对 7 ～ 24 月龄婴幼儿的营养和饮食行为也有显著的影响。回应婴幼儿摄食需求，有助于健康饮食行为的形成，并具有长期而深远的影响。

7 ～ 24 月龄婴幼儿处于生命早期 1000 天健康机遇窗口期的第三阶段，适宜的营养和喂养不仅关系到婴幼儿近期的生长发育，也关系到长期的健康。

针对我国 7 ～ 24 月龄婴幼儿营养和喂养的需求及现有的主要营养问题，基于目前已有的证据，同时参考 WHO 和其他国际组织的相关建议，提出 7 ～ 24 月龄婴幼儿的喂养指南，制定如下六条膳食指导准则。

- ⮡ 继续母乳喂养，满6月龄起必须添加辅食，从富含铁的泥糊状食物开始。
- ⮡ 及时引入多样化食物，重视动物性食物的添加。
- ⮡ 尽量少加糖盐，油脂适当，保持食物原味。
- ⮡ 提倡回应式喂养，鼓励但不强迫进食。
- ⮡ 注意饮食卫生和进食安全。
- ⮡ 定期监测体格指标，追求健康生长。

第一节　添加辅食的争论

一、你见过吗？

小新是一位新妈妈，家里的宝宝已经 6 个多月大了，单纯母乳或者牛奶已经不能满足宝宝的营养需求。

小新常听人说，宝宝从吃奶过渡到吃饭，辅食添加阶段非常关键。多样化的辅食，不仅能给宝宝一个好胃口，也能保证宝宝的营养均衡。但是，到底该如何给宝宝添加辅食呢？

当宝宝爱上吃辅食之后，是不是就可以不用母乳了？另外，宝宝会喜欢什么口味的辅食呢？制作辅食的时候要加盐吗？如果不加盐和调味品，宝宝会不会觉得没有味道，不爱吃呢？还有，该从哪种食物开始添加呢？宝宝适应多久之后才能再添加新的辅食种类呢？如果中间吃到某种食物，宝宝拉肚子或者呕吐了，是不是以后就不能再吃这种食物了呢？

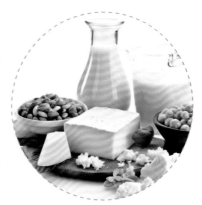

这些问题接踵而至，小新突然觉得，小小的"辅食"，说起来简单，做起来可真难呀！

二、原来如此

（一）婴幼儿满 6 月龄起必须添加辅食

《中国居民膳食指南（2022）》中六大准则中的第一条是：继续母乳喂养，满 6 月龄起必须添加辅食，从富含铁的泥糊状食物开始。

7 ～ 24 月龄婴幼儿应继续母乳喂养。

母乳仍然是 7 ～ 24 月龄后婴幼儿能量的重要来源。母乳可为 7 ～ 12 月龄婴儿提供总能量的 1/2 ～ 2/3，13 ～ 24 月龄幼儿提供总能量的 1/3。

母乳也为婴幼儿提供优质蛋白质、钙等重要营养素，以及各种免疫保护因子等。

继续母乳喂养可减少感染性疾病的发生，持续增进母子间的亲密接触，促进婴幼儿认知发育。

7～24月龄婴幼儿的母乳喂养次数该是多少呢？

7～9月龄婴儿每天的母乳量应不低于600毫升，由母乳提供的能量应占全天总能量的2/3，每天应保证母乳喂养不少于4次。

10～12月龄婴儿每天的母乳量约600毫升，由母乳提供的能量应占全天总能量的1/2。每天应母乳喂养4次。

13～24月龄幼儿每天的母乳量约500毫升，由母乳提供的能量应占全天总能量的1/3，每天母乳喂养不超过4次。

对于母乳不足或不能母乳喂养的婴幼儿，满6月龄后需要继续以配方奶作为母乳的补充。

必须在继续母乳喂养的基础上添加辅食。

纯母乳喂养不能为满6月龄后婴儿提供足量的能量和营养素，且经过最初半年的生长发育，婴儿胃肠道及消化器官、消化酶发育也已相对成熟。婴儿的口腔运动功能、味觉、嗅觉、触觉等感知觉，以及心理、认知和行为能力也已准备好接受新的食物。

满6月龄时开始添加辅食，不仅能满足婴儿的营养需求，也能满足其心理需求，并促进其感知觉、心理及认知和行为能力的发展。

我国7～12月龄婴儿铁的推荐摄入量为每天10毫克，其中97%的铁来自辅食。同时，我国7～24月龄婴幼儿贫血高发，铁缺乏和缺铁性贫血可损害婴幼儿认知发育和免疫功能。添加富含铁的辅食是保证婴幼儿铁需要的主要措施。

WHO推荐，适合婴幼儿的辅食应满足以下条件：

- ➲ 富含能量，以及蛋白质、铁、锌、钙、维生素A等营养素。
- ➲ 未添加盐、糖，以及其他刺激性调味品。
- ➲ 质地适合不同月龄的婴幼儿。
- ➲ 婴幼儿喜欢。
- ➲ 当地生产且价格合理，家庭可负担，如本地生产的肉、鱼、禽蛋类、新鲜蔬菜和水果等。
- ➲ 作为婴幼儿辅食的食品，应该保证安全、优质、新鲜，但不必追求高价、稀有。

（二）婴儿辅食添加的重要原则有哪些？

《中国居民膳食指南（2022）》中六大准则中的第二条是：及时引入多样化食物，重视动物性食物的添加。

辅食添加的原则：每次只添加一种新的食物，由少到多，由稀到稠，由细到粗，循序渐进。

从一种富含铁的泥糊状食物开始，如强化铁的婴儿米粉、肉泥等，逐渐增加食物种类，逐渐过渡到半固体或固体食物，如烂面、肉末、碎菜、水果粒等。

每引入一种新的食物，要适应 2 ～ 3 天，密切观察是否出现呕吐、腹泻、皮疹等不良反应。适应一种食物后，再添加其他新的食物。逐渐增加辅食频次和进食量。

畜禽肉、蛋、鱼虾、肝脏等动物性食物富含优质蛋白质、脂类、B 族维生素和矿物质。蛋黄中含有丰富的磷脂和活性维生素 A。鱼类还富含 W–3 多不饱和脂肪酸。

畜肉和肝脏中的铁主要是易于消化吸收的血红素铁，肝脏还富含活性维生素 A。

婴儿开始添加辅食后，适时引入花生、鸡蛋、鱼肉等易过敏食物，可以降低婴儿对这些食物过敏或发生特应性皮炎的风险。1 岁内婴儿避免食用这些食物对防止食物过敏未见明显益处。

（三）哪些是易过敏食物，如何尝试这些食物并防止过敏？

牛奶、鸡蛋、花生、鱼、小麦、坚果、大豆、贝类为易过敏食物，约90% 的食物过敏由这 8 类食物引起。

目前关于食物过敏发生机制的"双重过敏原暴露假说"认为，在胎儿期及婴儿出生早期已经通过皮肤等的过敏原暴露，致使婴儿过敏，如果能在早期引入食物蛋白，则可诱导口服耐受。

因此，相比推迟易过敏食物的添加，早期添加以上 8 类易过敏食物，反而可通过诱导口服耐受而减少食物过敏。

其中，对花生和鸡蛋的研究最多，支持在婴儿 4 ～ 11 月龄期间引入花生，在 4 ～ 6 月龄期间引入鸡蛋。同时，在婴儿出生的第 1 年，引入的食物种类越多，过敏发生的风险就越低。

（四）辅食添加过程中的"雷区"

在婴幼儿辅食添加过程中，有以下关键事实，需要父母和喂养者充分知悉：婴幼儿能感知饥饱；回应式喂养有助于婴幼儿生长发育，减少超重肥胖风险；婴幼儿期的饮食习惯可影响至青春期。

第一，婴幼儿具有较好的感知饥饱的能力。婴幼儿自身具备感知饥饱、调节能量摄入的能力，但这种能力会受父母或喂养者不良喂养习惯等环境因素的影响。长期过量喂养或喂养不足，可导致婴幼儿对饥饱感知能力下降，进而造成超重、肥胖或清瘦。

第二，回应式喂养有益于婴幼儿生长发育，降低超重肥胖发生风险。回应式喂养的特点是父母或喂养者在及时识别婴幼儿饥饿和饱足信号的基础上，根据这些信号来开始和结束喂养。

回应式喂养与 2 岁内婴幼儿体重正常之间存在显著相关。在一项研究中，分析了父母或喂养者的喂养行为与儿童体重关系，结果显示，教会父母或喂养者识别婴幼儿的饥饿或饱足信号，并做出恰当的回应，可以使 2 岁内婴幼儿体重增长和体重维持在正常范围内。

另一项研究显示，母亲喂养行为与儿童体重存在关联，限制性喂养行为可增加儿童体重，强迫性喂养可使儿童体重增长缓慢。

父母或喂养者的喂养行为与其对婴儿体重的关注度相关联。

第三，婴幼儿期的饮食习惯可影响至青春期。母乳喂养时长、早期引入的食物，决定婴幼儿对食物味道的感知和食物选择。婴儿出生时已具有味觉和嗅觉，并在婴幼儿期直至青春期逐渐发育成熟。

婴儿生来喜欢甜味，不喜欢苦味。在婴幼儿期引入不同味道、质地的多样化食物，特别是带有苦味的蔬菜、水果，可以培养其对蔬菜、水果的接受度，养成多样化健康饮食习惯。

研究表明，母亲在妊娠期、哺乳期摄入的蔬菜、水果的味道可以通过羊水和乳汁传递给胎儿和婴儿，有助于婴幼儿建立健康饮食习惯。而婴幼儿期养成的饮食习惯可以持续到青春期。

（五）如何添加第一口辅食？

添加第一口辅食，要从富含铁的泥糊状食物开始。第一口辅食可以选择肉泥、蛋黄、强化铁的婴儿米粉等。

建议用母乳和 /（或）婴儿熟悉的婴儿配方奶将食物调至稍稀的泥糊状，稠度是用小勺舀起且不会很快滴落。

婴儿刚开始接受小勺喂养时需要学习，由于进食技能不足，只会舔吮，甚至将食物推出、吐出，需要慢慢练习。可以用平头的小勺舀起少量泥糊状食物，放在婴儿一侧嘴角上让其舔吮。切忌将小勺直接塞进婴儿嘴里，令其有窒息感。

第一次加辅食，只需在中午添加一次，尝几口就可以。可以先喂母乳至婴儿半饱时尝试，然后继续母乳喂养；也可以先尝试辅食再母乳喂养。第二天继续在同一时间添加，增加喂养量。随后几天逐渐增加喂养量至婴儿吃饱为止，成为单独一餐，不必再喂养母乳。随后可以在晚餐时再增加一次辅食喂养，至每天两餐辅食。

合理安排婴幼儿的作息时间，包括睡眠、进食和活动时间等，尽量将辅食喂养安排在与家人进食时间相近或相同时，以便以后能与家人共同进餐。

与此同时，增加辅食种类。新添加的辅食建议在中午前喂养，如发生不良反应可及时处理。

（六）如何实现食物多样？

辅食添加的原则：每次只添加一种新的食物，由少到多、由稀到稠、由细到粗，循序渐进。逐渐增加食物种类，从一种到多种，逐渐从泥糊状食物，如肉泥、蛋黄泥、米糊，过渡到颗粒状、半固体或固体食物，如烂面、厚粥、米饭、肉末、碎菜、水果粒等。

每添加一种新的食物后适应 2 ~ 3 天，密切观察是否出现呕吐、腹泻、皮疹等不良反应。在婴幼儿适应一种食物后再添加其他新的食物。

如有不良反应需及时停止添加。如果不良反应严重，如严重呕吐、腹泻或全身皮疹等应及时就诊。

如不良反应轻微，可等不良反应消失后再次尝试添加，如再次出现不良反应也应及时就诊。

WHO 强调，应重视 7 ~ 24 月龄婴幼儿动物性食物的添加。但辅食添加没有特定的顺序，各种种类的食物都可按照家庭或当地的饮食习惯、文化传统等引入。

不同种类的食物提供不同的营养素，增加食物多样性才能满足婴幼儿的营养需求，并达到膳食均衡。

食物多样化也有助于减少食物过敏及其他过敏性疾病。

三、吃出健康——1岁以内宝宝辅食

辅食一：奶糊

食材：配方奶、面粉各适量。

做法：将面粉加水调匀，然后在锅内加热至煮沸，待冷却片刻，加入配方奶调匀即可。

辅食二：大米浆

食材：大米适量。

做法：

（1）大米洗净，用温水浸泡2～4小时。

（2）把泡好的大米放入搅拌机中，加少许水，搅拌成细腻的米浆，将糊状的米浆盛入容器。

（3）把米浆倒入奶锅中，加入适量清水，小火慢慢加热，这期间用勺子不停地搅动米浆，避免煳锅，待米浆沸腾后继续煮2～3分钟后盛出即可。

辅食三：小米粥

食材：小米适量。

做法：小米浸泡2小时左右，放入锅内煮，煮开后小火再煮40分钟即成。

辅食四：鸡蛋黄羹

食材：鸡蛋黄适量。

做法：将鸡蛋黄打散，加入水，继续打散至均匀，慢火蒸15分钟即可。

辅食五：南瓜红薯粥

食材：红薯、南瓜、面粉各适量。

做法：

（1）将面粉用冷水调匀，分别将红薯、南瓜洗净去皮之后切成丁。

（2）在调好的面浆中加入红薯丁、南瓜丁，一起倒入锅中煮烂即可。

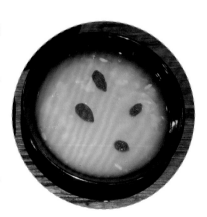

辅食六：藕粉米粥

食材：藕粉、大米各适量。

做法：把大米放入锅中煮成粥，待大米熟烂时放入藕粉调匀即可。

辅食七：菠菜粥

食材：菠菜、大米各适量。

做法：

（1）将菠菜洗净，在沸水中烫一下，取出，切成段。

（2）将大米煮成粥，再加入菠菜段，小煮片刻即可。

辅食八：胡萝卜鳕鱼粥

食材：鳕鱼、胡萝卜、粳米各适量。

做法：鳕鱼去骨，胡萝卜切丁，放入粳米熬成粥即可。

辅食九：绿豆粥

食材：大米、绿豆各适量。

做法：

（1）将大米、绿豆淘洗干净。

（2）锅内放入适量清水，将洗净的大米、绿豆用旺火煮沸，转用小火熬成粥即可。

辅食十：鱼泥

食材：新鲜河鱼。

做法：将河鱼洗净，蒸熟后取鱼肉，去除鱼刺，再将鱼肉碾成泥状即可。

辅食十一：肝泥米糊

食材：大米、猪肝各适量。

做法：

（1）将猪肝用流动的水冲洗干净，放入小锅中煮熟，捞出捣成泥状。

（2）大米淘洗干净后，加水熬至糊状，再加入肝泥熬制片刻，搅拌均匀即可。

辅食十二：胡萝卜山药瘦肉粥

食材：猪瘦肉、胡萝卜、山药、大米各适量。

做法：

（1）猪瘦肉切成末，胡萝卜、山药切末。

（2）在锅中放入大米、胡萝卜末、山药末、猪瘦肉末熬成粥即可。

辅食十三：瘦肉白菜粥

食材：大白菜、猪瘦肉、粳米各适量。

做法：

（1）猪瘦肉剁成泥，大白菜切碎。

（2）在锅中加入瘦肉泥，熬汤后放入粳米煮成粥，出锅前加入大白菜碎，稍煮片刻即可。

辅食十四：肝末鸡蛋羹

食材：猪肝适量，鸡蛋1个。

做法：将猪肝煮熟，切末，放入调散的鸡蛋中，上锅蒸成蛋羹即可。

辅食十五：山药南瓜羹

食材：山药、南瓜、大米各适量。

做法：

（1）大米淘洗干净，山药去皮切成小块，南瓜洗净切丁备用。

（2）锅内注入600毫升冷水，将大米下锅，用旺火煮沸，然后放入山药、南瓜，改用小火继续煮，待粥稠即可。

辅食十六：豆腐蒸蛋

食材：鸡蛋2只，嫩豆腐1块，香葱、生姜、香油各适量。

做法：

（1）香葱、生姜榨汁，将豆腐洗净后压成泥，放入碗内，磕入鸡蛋搅散，再加入清水、少许葱汁搅拌。

（2）将盛豆腐鸡蛋液的碗放入蒸笼中，用中火蒸10分钟，取出淋入香油即可。

辅食十七：海带豆腐汤

食材：豆腐、海带各适量，嫩姜1块。

做法：

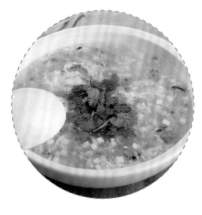

（1）将豆腐洗净，切成小四方块；海带洗净，切成细条；嫩姜切片备用。

（2）汤锅中加入适量清水，下入生姜、海带，用大火煮熟后，改用中火煮至海带变软，然后下豆腐块，继续小火熬至海带软烂。

辅食十八：西红柿鸡蛋面

食材：鸡蛋1个，西红柿1个，面条适量，青菜心几棵，食用油少许。

做法：

（1）锅烧热，放入食用油，待油热倒入西红柿，炒出香味，待西红柿出汤后，放入青菜翻炒几下，出锅备用。

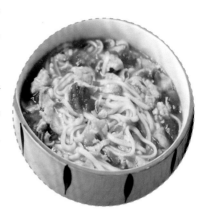

（2）将锅洗净，放入清水，加热至沸腾，放入面条，再在汤中打入 1 个鸡蛋，稍加搅散成蛋花。待煮熟后，将面条和蛋花捞出，将炒好的西红柿、青菜浇在面上即可。

辅食十九：虾仁碎菜面

食材：龙须面、虾仁、鸡蛋、青菜心、高汤各适量，香油少许。

做法：

（1）龙须面切成较小的段备用；虾仁剁碎，加入适量鸡蛋液；青菜心开水烫后切碎备用。

（2）将碎面条、虾仁、青菜心及适量高汤一起放入锅内，大火煮开后小火再煮至面条烂熟后，加少许香油，稍煮片刻即成。

辅食二十：海带肉末汤

食材：海带、猪瘦肉各适量，淀粉少许。

做法：

（1）海带切丝备用，猪瘦肉切成碎末，放入少许淀粉搅拌均匀。

（2）将肉末薄薄地铺在碗底，加入清水熬制片刻，再入海带丝继续熬制，待海带熬至软烂即可。

辅食二十一：胡萝卜牛肉羹

食材：胡萝卜、牛肉各适量，食盐、植物油各少许。

做法：

（1）将牛肉洗净切成末，胡萝卜切小块。

（2）锅热后放入少许植物油，将牛肉加入锅中炒制一会儿，再放入胡萝卜一起炒熟，然后放入清水炖烂，起锅前加少许食盐即可。

第二节　吃什么更健康

一、你见过吗？

　　小可是一位宝妈，最近她遇上了一件烦心事。

　　原来是宝宝已经 7 个多月了，到了添加辅食的时候，她兴致勃勃地买了很多关于制作辅食的书，正要大显身手一番，而她的婆婆却给她泼了一盆凉水。小可的婆婆认为"白粥"是最有营养的，孩子平时多喝白粥就行了，不用做那些又费事、又花里胡哨的辅食。小可多次跟婆婆解释，白粥并没有她想得那么有营养。可是婆婆天天还是煮白粥，这让小可觉得非常无奈。

　　无独有偶，小可的同事小芳，在孩子 5 个多月的时候，她婆婆就非要给孩子吃馒头，理由是孩子看她吃馒头的时候吧唧嘴，她觉得孩子想吃了；7 个月就坚持让小芳给孩子加盐，说不加盐孩子没力气；孩子没有每天解大便，婆婆便坚持给孩子喝蜂蜜水通便，小芳说孩子太小不能喝蜂蜜，婆婆就偷偷喂给宝宝喝，弄得宝宝一直拉肚子。

　　以前女性带孩子、养孩子都是根据老一辈的经验。但是现在不一样了，事实证明许多老一辈的经验都是不对的，因此在养孩子方面婆婆和儿媳总是各执己见，有时免不了还会发生争吵。

　　那么，2 岁以内的宝宝到底吃什么才健康呢？

二、原来如此

（一）7～9 月龄婴儿的食物推荐量

　　7～9 月龄婴儿需每天保持 600 毫升以上的奶量，并优先添加富含铁的食物，如肉类、蛋黄、强化铁的婴儿米粉等，逐渐达到每天至少 1 个蛋黄，以及 25 克的肉、禽、鱼，谷物类不低于 20 克，蔬菜、水果类各 25～100 克。

　　如婴儿对蛋黄和 /（或）鸡蛋过敏，应回避鸡蛋而再增加肉类 30 克。

　　如婴儿辅食以谷物类、蔬菜、水果等植物性食物为主，需要额外添加约不超过

10 克的油脂，推荐以富含 α - 亚麻酸的植物油为首选，如亚麻籽油、核桃油等。

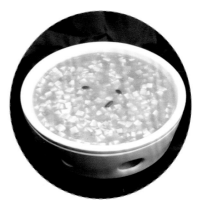

7 ~ 9 月龄婴儿的辅食质地应该从刚开始时的泥糊状，如肉泥、蛋黄泥、米糊，逐渐过渡到 9 月龄时带有小颗粒，如粥、烂面、肉末、碎菜等。

在给 7 ~ 9 月龄婴儿添加新的食物时应特别注意观察是否有食物过敏的现象。如在尝试某种新食物的 1 ~ 2 天内出现呕吐、腹泻、湿疹等不良反应，须及时停止喂养，待症状消失后再从小量开始尝试，如仍然出现同样的不良反应，应咨询医生，确认是否食物过敏。

对于婴儿偶尔出现的呕吐、腹泻、湿疹等不良反应，不能确定与新添加的食物相关时，不能简单地认为婴儿不适应此种食物而不再添加。婴儿患病期间应暂停引入新的食物，已经适应的食物可以继续喂养。

（二）更大月龄婴儿的食物推荐量

（1）10 ~ 12 月龄婴儿的食物推荐量。10 ~ 12 月龄婴儿应保持每天 600 毫升的奶量，保证摄入足量的动物性食物，每天 1 个鸡蛋（至少 1 个蛋黄），以及 25 ~ 75 克的肉、禽、鱼，谷物类 20 ~ 75 克，蔬菜、水果类各 25 ~ 100 克。

继续引入新的食物，特别是不同种类的蔬菜、水果，增加婴儿对不同食物口味和质地的体会，减少将来挑食、偏食的风险。

不能母乳喂养或母乳不足的婴儿，仍应选择合适的较大婴儿配方奶作为补充。

特别建议为这一年龄段的婴儿准备一些便于用手抓捏的"手抓食物"，以鼓励婴儿尝试自喂，如香蕉块、煮熟的土豆块和胡萝卜块、馒头、面包片、切片的水果和蔬菜，以及撕碎的鸡肉等。

一般在婴儿 10 月龄时尝试香蕉、土豆等比较软的手抓食物，12 月龄时可以尝试黄瓜条、苹果片等较硬的块状食物。

10 ~ 12 月龄婴儿在添加新的辅食时，仍应遵循辅食添加原则，循序渐进，密切关注是否有食物过敏现象。

（2）13 ~ 24 月龄幼儿的食物推荐量。13 ~ 24 月龄幼儿的奶量应维持约 500 毫升，每天 1 个鸡蛋及 50 ~ 75 克的肉、禽、鱼，每天 50 ~ 100 克的谷物类，蔬菜、水果类各 50 ~ 150 克。

不能母乳喂养或母乳不足时，仍然建议以合适的配方奶作为补充，可引入少量鲜牛奶、酸奶、奶酪等作为幼儿辅食的一部分。

另外，在为 6 月龄以上婴幼儿添加辅食时需要特别注意：

- ➾ 肉、蛋、鱼、禽类动物性食物是优质的辅食。
- ➾ 食物多样化才能满足6月龄以上婴幼儿的营养需求。
- ➾ 目前我国7～24月龄婴幼儿辅食多样化的比例低，应引起重视。
- ➾ 早期引入易过敏食物可诱导免疫耐受，从而减少过敏。

（三）6 月龄以上婴幼儿辅食添加常见疑问解答

1. 百分之百的纯果汁和果泥相同吗　鲜榨果汁、100% 纯果汁中的果糖、蔗糖等糖含量过高，膳食纤维含量少，其营养价值不如果泥或整个水果。

为减少婴幼儿糖的摄入量，推荐 7 ～ 12 月龄的婴儿最好食用果泥和小果粒，可少量饮用纯果汁，但需要稀释。

13 ～ 24 月龄幼儿每天纯果汁的饮用量不超过 120 毫升，并且最好限制在进食正餐或点心时饮用。

2. 辅食不加盐，如何保证婴儿碘的摄入　食盐强化碘是预防碘缺乏的重要措施。强调减少盐的摄入可能会同时减少碘的摄入，而碘缺乏对婴幼儿生长发育和健康也有潜在风险。

WHO 倡导减盐，在减少钠摄入的同时，确实也提议需要继续监测人群盐摄入量的变化，以考虑是否需要改变食盐强化碘的量。

当母亲碘的摄入充足时，母乳的碘含量可达到每升 100 ～ 150 微克，能满足 0 ～ 12 月龄婴儿的需要。0 ～ 6 月龄婴儿碘的适宜摄入量为每天 85 微克。7 ～ 12 月龄婴儿为每天 115 微克，7 ～ 12 月龄婴儿还可以从辅食中获得部分碘。

1 ～ 3 岁幼儿的碘推荐摄入量为每天 90 毫克。13 ～ 24 月龄幼儿开始尝试家庭食物，也会摄入少量的含碘盐，从而获得足够的碘。为保证婴幼儿碘的摄入，建议哺乳期妇女经常食用海产品，海产鱼虾类也可尽早作为婴幼儿的辅食。

3. 哪些食物适合 13 ～ 24 月龄幼儿　添加辅食的最终目的是在 24 月龄时过渡到由多样化食物组成的膳食模式，因此鼓励 13 ～ 24 月龄幼儿尝试家庭食物，并可在满 24 月龄后与家人一起进餐。

当然，并不是所有的家庭食物都适合 13 ～ 24 月龄的幼儿，如经过腌熏、卤制和烧烤的，重油、甜腻，以及辛辣刺激的高盐、高糖食物，刺激性的重口味食物均不适合。

适合 13～24 月龄幼儿的家庭食物应该是少盐、少糖、少刺激的淡口味食物，并且最好是家庭自制的食物。

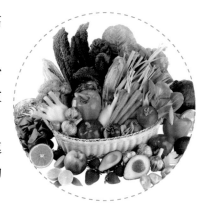

4. 为何婴幼儿油脂要适当多　婴幼儿处于快速生长期，对能量的相对需要量高于成人，而油脂的能量密度最高。

母乳喂养的 6 月龄以内婴儿约 50% 的能量来源于母乳脂肪，7～12 月龄婴儿脂肪的适宜摄入量所提供的能量占全天总能量的 40%，13～24 月龄幼儿为 35%。

婴幼儿也需要较多的 DHA、ARA 等条件必需脂肪酸，以保证大脑及视功能的生长发育。

因此，婴幼儿总脂肪摄入量可相对高于成人。辅食需要适量的油脂，尤其是当辅食以谷物类等植物性食物为主时，应额外添加油脂。7～12 月龄每天不超过10 克，13～24 月龄为每天 5～15 克。

为了保证婴幼儿获得足够的必需脂肪酸，建议选择富含亚油酸、α-亚麻酸等必需脂肪酸的油脂，尤其是富含 α-亚麻酸的油脂。

富含 α-亚麻酸的油脂有亚麻籽油、胡麻油、核桃油、大豆油和菜籽油等。

（四）辅食添加特别注意事项

第一，含糖饮料会增加儿童超重、肥胖和龋齿风险。含糖饮料中含有大量添加糖。WHO 有关儿童和成人糖摄入量指南中指出，含糖饮料摄入可增加 1 岁后儿童超重肥胖的风险，证据等级为中等强度。增加添加糖的摄入可能增加儿童体重，证据等级为低强度。摄入的添加糖大于总能量的 10%，可增加儿童患龋齿的风险，证据等级为中等强度。添加糖摄入同龋齿发生存在剂量反应关系。因此，WHO 强烈推荐在全生命周期都应减少糖的摄入。

第二，生命早期体验影响婴幼儿口味发展。生命早期 1000 天的营养摄入不仅影响婴幼儿的近、远期健康，而且还影响婴幼儿的味觉偏好和食物选择。

研究发现，17～26 周龄婴儿对不同口味的接受度最高，而 26～45 周龄婴儿对不同质地的接受度较高。

适时添加与婴幼儿发育水平相适应的不同口味、不同质地和不同种类的食物，可以促进婴幼儿味觉、嗅觉、触觉等感知觉的发育，锻炼其口腔运动能力，包括舌头的活动、啃咬、咀嚼、吞咽等功能发展。

第三，婴幼儿膳食需要较高的脂肪供能比。从最初的纯母乳喂养逐渐过渡到2岁时接近成人的多样化膳食，婴幼儿膳食中的脂肪供能比也逐渐降低，从0～6月龄的48%，到6～12月龄的40%，再到2岁时的35%。

7～24月龄婴幼儿膳食中的脂肪供能比较高，明显高于成人的25%～30%。因此，在准备婴幼儿膳食时，需要注意适量选择富油脂的食物，如鸡蛋、瘦肉，以及富含ω−3多不饱和脂肪酸的鱼类等。

在制作谷物等植物性食物辅食时，应添加适量的油脂，如α−亚麻酸烹调油。

三、吃出健康——1～2岁宝宝辅食

辅食一：海鲜豆腐羹

食材：豆腐、虾仁、西红柿、香菇、木耳各适量，香葱、食盐各少许。

做法：

（1）虾仁切碎。豆腐切成长条，用开水焯过。香葱切末备用。

（2）将清水（鸡汤最好，排骨汤也行）注入炒锅中，开锅去掉泡沫，撒入食盐，然后加豆腐、虾仁碎、西红柿、香菇、木耳，煮至熟透，盛入汤碗中撒些葱花即可。

辅食二：肉泥豆腐

食材：豆腐、猪肉泥各适量，植物油、食盐各少许。

做法：锅热后放入少许植物油，加入猪肉泥和豆腐，炒熟后加入少许食盐即可。

辅食三：芡实排骨汤

食材：排骨、芡实各适量，食盐少许。

做法：

（1）排骨切块，将排骨洗净后过水煮去血水。

（2）将芡实洗净后放入炖锅，加入适量清水和排骨，放入食盐，用大火煮开后再用小火炖3小时即可。

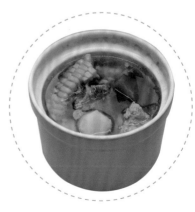

辅食四：水果银耳羹

食材：干银耳、水果（梨、苹果、橘子均可）各适量，湿淀粉、桂花糖、白糖各少许。

做法：

（1）干银耳用冷水泡发1小时，洗干净后放入碗内，加水用中火蒸2小时。

（2）蒸好后把原汁滤入锅内，加入白糖和适量清水，用小火略煮使之溶解，撇去浮沫。

（3）鲜果切成指甲大小的块，放入锅内煮沸，将湿淀粉调稀倒入碗内，再放入少许桂花糖即可。

辅食五：五汁饮

食材：生梨1只，荸荠100克，鲜芦根25克，鲜麦冬25克，鲜藕100克，清水1升，冰糖适量。

做法：

（1）梨留皮切块，莲藕去皮切片，荸荠去皮，芦根切段，麦冬冲洗干净。

（2）将所有材料放入锅里加入水，大火烧开，改小火煮30分钟即可。

辅食六：胡萝卜炒蛋

食材：胡萝卜适量，鸡蛋2个，食盐、食用油各少许。

做法：

（1）胡萝卜切细丝，和鸡蛋一起搅拌均匀。

（2）热锅加入食用油，再放入胡萝卜和鸡蛋翻炒，最后放少许食盐调味即可。

辅食七：白木耳苹果瘦肉粥

食材：干白木耳若干，红苹果、猪瘦肉、大米各适量，干淀粉、食用油、食盐各少许。

做法：

（1）干白木耳泡发后去根洗净，切成小片；红苹果洗净，去皮、去籽，切成小块；猪瘦肉洗净切成肉末，再用少许干淀粉拌匀备用。

（2）将大米、白木耳、猪瘦肉放入锅中，小火慢慢煮开，煮至米软烂时，放入红苹果，继续煮15分钟，加入少许食盐调味即可。

辅食八：包菜胡萝卜蛋饼

食材：包菜、胡萝卜各适量，鸡蛋 2 ~ 3 个，葱、面粉、食盐、食用油各少许。

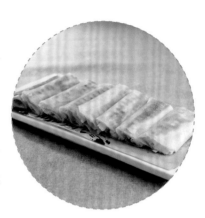

做法：

（1）胡萝卜切丝，葱切末备用。

（2）包菜洗净切丝，加少许食盐腌一会儿，加入鸡蛋、胡萝卜丝、葱末搅拌，放少许面粉，捏成团，再压成饼状。

（3）电饼铛内加入少许食用油，将饼烤至两面金黄，取出切成小块即可食用。

辅食九：百合绿豆牛奶羹

食材：鲜百合、绿豆、纯牛奶、冰糖各适量。

做法：

（1）鲜百合洗净，剥成小片；绿豆浸泡 3 小时后洗净。

（2）将百合、绿豆加少量水同放锅中煮烂后加入牛奶再煮一小会儿，食用前加些冰糖调味即可。

辅食十：南瓜包子

食材：南瓜、面粉、小油菜、冬菇各适量，香葱、生姜、白糖、食盐、植物油各少许。

做法：

（1）把蒸好的南瓜捣成泥，和到伴有少许糖的面粉里。蒸出的南瓜水分比较多，如果感觉面粉很硬，再适当加些水，和成柔软的面团，放在温暖处醒 1 个小时左右。

（2）将洗好的小油菜焯水，冬菇泡发切成末，焯好的油菜切末，香葱、生姜切成末备用。

（3）炒锅内放少许植物油，小火把葱末煸到干黄，葱香散出即可。醒发 1 小时的面团排出气后继续醒 20 分钟左右。

（4）把蔬菜末、葱姜末、葱油、食盐、白糖均匀拌成馅，将醒 20 分钟之后的面团取出，切成剂子，碾成中间厚四周薄的面皮，放入馅包好，再放入铺有湿布的蒸锅里继续醒 15 分钟，醒好后凉水上锅蒸 8 ~ 10 分钟即可。

辅食十一：冰糖银耳莲子羹

食材：银耳、莲子、红枣、冰糖各适量。

做法：

（1）银耳整朵泡发后去除根部泥沙及杂质，撕成片状，放入碗中；红枣洗净去核备用。

（2）砂锅内加入适量清水，放入银耳、莲子、红枣、冰糖，先大火烧开，再用小火慢炖，待银耳煮至熟烂，汤汁黏稠，盛入碗中即可。

辅食十二：猪血豆腐

食材：猪血1块，豆腐1块，淀粉、姜、甜椒、葱各少许，食盐、白糖、植物油各适量。

做法：

（1）猪血和豆腐都切成相同大小的块，甜椒切碎，姜、葱切末。

（2）锅内加植物油烧热，放入姜末，炒出香味，加入甜椒，再倒入猪血、豆腐翻炒片刻，加食盐、白糖，加适量的水烧煮，待汤汁少许时，淋上湿淀粉调匀，撒上葱末即可。

辅食十三：三鲜汤

食材：嫩豆腐、猪肉泥、鲜蘑菇、西红柿各适量，香油、食盐各少许。

做法：

（1）嫩豆腐切成1厘米见方的小块，经沸水焯后用漏勺捞出；将鲜蘑菇入沸水锅中煮1分钟，捞出用清水漂净，切碎；西红柿去皮，切片备用。

（2）将豆腐、猪肉泥、蘑菇碎放入砂锅中，加水至浸没豆腐，中火煮沸改小火炖约10分钟，再放入西红柿和少许食盐，出锅前淋上少许香油即可。

辅食十四：红枣山药粥

食材：红枣若干枚，山药、大米各适量，冰糖少许。

做法：

（1）将大米、山药、红枣淘洗干净，山药切片。

（2）将大米、山药、红枣放入锅内，用大火煮沸后，再用小火炖至米烂成粥。

（3）将冰糖加入锅内，加少许水熬成冰糖汁，加入粥锅内，搅拌均匀，起锅时将枣核、枣皮去除

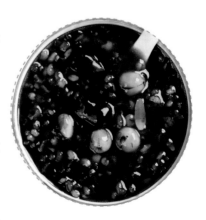

即可。

辅食十五：菠菜炒蛋

食材：菠菜适量，鸡蛋 2 ~ 3 个，食盐、食用油各少许。

做法：

（1）将鸡蛋打入碗中，搅成蛋液；菠菜洗净切段，开水焯烫后快速沥干。

（2）锅内倒油，烧热，倒入鸡蛋液炒熟，装入盘中。

（3）锅内倒油，烧热，放入菠菜段翻炒几下，加入炒熟的鸡蛋，快速炒 30 秒，加入少许食盐即可。

辅食十六：蚝油生菜

食材：生菜适量，大蒜、蚝油、食盐、白糖、食用油、淀粉各少许。

做法：

（1）生菜择去老叶，清洗干净，大蒜切末备用。

（2）准备一锅开水，水中加勺盐，几滴油，下生菜焯烫几分钟后，迅速捞出，控水装盘。

（3）净锅放少许底油，油热后下蒜末炒香，加蚝油、白糖，最后加入水淀粉，勾薄薄一层芡，将芡汁浇在生菜上即可。

辅食十七：红烧豆腐丸子

食材：豆腐、肉末、荸荠、高汤各适量，鸡蛋 1 个，海带丝、食盐、淀粉、香葱、生姜、花生油各少许。

做法：

（1）荸荠、香葱、生姜切末备用。

（2）豆腐捣烂，加入荸荠末、肉末及鸡蛋，再加入葱末、姜末、食盐、淀粉，顺着同一方向搅拌均匀，做成大丸子。

（3）炒锅置于火上，把花生油倒入锅内，烧至五成熟时，放入丸子，炸至金黄色，捞出沥油。

（4）另取一汤锅，放入高汤，将海带丝和豆腐丸子放入锅内煮沸，用文火炖 1 小时后即可食用。

辅食十八：香蕉奶昔

食材：香蕉 1 根，牛奶 250 毫升，白糖适量。

做法：将香蕉切块，与牛奶、白糖一起放搅拌机内打 30 秒，做成香蕉奶昔。

辅食十九：鲜榨玉米汁

食材：玉米 2 ～ 3 根。

做法：

（1）玉米去掉外壳和玉米穗，放入锅内，加少量清水加热至玉米熟透为止。

（2）用刀切下玉米粒，在切好的玉米粒里加 4 ～ 5 杯水，放到粉碎机里打成玉米浆即可。

第三节　"不爱吃饭"的烦恼

一、你见过吗？

小芳是一位宝妈，在宝宝 6 个月之后，她就开始给宝宝添加辅食了，尤其是宝宝 9 个月后，小芳更是费尽心思，从不同渠道学习，只为给宝宝做出美味可口、色香味俱全、宝宝爱吃又健康的辅食。

从宝宝能添加辅食开始，小芳就很享受喂宝宝吃饭的感觉，看到宝宝吃得很香，看到宝宝把自己做的儿童饭菜吃完，小芳就会很有成就感。然而，随着习惯了给宝宝喂饭，即使宝宝过了 1 岁，甚至 2 岁，小芳和家人还是习惯喂孩子吃饭，如果宝宝不吃，她就会追着喂宝宝吃饭，每次吃饭就像打仗一样，而宝宝也似乎从之前的"吃什么都香"变得"不爱吃饭"了。

于是，全家人更加焦虑，尤其是小芳的婆婆，总是担心宝宝只顾着玩，吃不饱，每次吃饭时总要先把宝宝喂饱了自己才吃饭。宝宝跑着玩着，婆婆就追在后面喂，直到喂到宝宝吃了要吐出来，实在不愿意吃了，婆婆才罢手。

其实，追着赶着喂宝宝吃饭，虽然出发点是爱孩子，但是如果经常这样喂孩子吃饭，不但剥夺了孩子自主吃饭的机会，还会给宝宝的身体带来不少伤害。

二、原来如此

（一）提倡回应式喂养，鼓励但不强迫进食

《中国居民膳食指南（2022）》特别提出了适用于出生后 7 ~ 24 月龄婴幼儿喂养指南。其中六大准则中的第四条是：提倡回应式喂养，鼓励但不强迫进食。

在喂养过程中，父母或喂养者应及时感知婴幼儿发出的饥饿或饱足的信号，并做出恰当的喂养回应，决定开始或停止喂养。

尊重婴幼儿对食物的选择，耐心鼓励和协助婴幼儿进食，但绝不强迫进食。因此，"追着喂饭""妈妈觉得你还饿"和"一定要吃光"都是不提倡的。

对于这一准则，《中国居民膳食指南（2022）》给出的核心推荐是：

> ⮷ 进餐时父母或喂养者与婴幼儿应有充分的交流，识别其饥饱信号，并及时回应。
>
> ⮷ 耐心喂养，鼓励进食，但绝不强迫喂养。
>
> ⮷ 鼓励并协助婴幼儿自主进食，培养进餐兴趣。
>
> ⮷ 进餐时不看电视，不玩玩具，每次进餐时间不超过20分钟。
>
> ⮷ 父母或喂养者应保持自身良好的进餐习惯，成为婴幼儿的榜样。

（二）强迫喂养不利于婴幼儿健康

中医认为脾胃为"后天之本""气血生化之源"，胃主腐熟收纳，脾主吸收运化。说得通俗一点，就是胃的功能是把吃到肚子里的食物变成粥状的食糜，脾把其中的营养物质输送到全身各处。

经常被"填鸭式"强迫喂养的孩子，极容易损伤尚未发育成熟的脾胃，胃的负担过重就不能充分把食物研磨成为食糜；脾的吸收运化功能差了，没办法把营养物质输送到全身各处。

过多的食物堆积在胃中无法及时消化，就会发酵、发热，这样孩子就容易出现爱上火、口臭、容易感冒等健康问题；同时，饮食中的营养物质不能被脾运化到全身各处营养脏腑肌肉，孩子就会个子小、身体瘦，甚至智力发育受影响；饮食中的营养随着粪便流失，孩子还会出现拉肚子的情况。

（三）如何进行回应式喂养？

父母需要根据婴幼儿的月龄准备合适的辅食，并按婴幼儿的生活习惯决定辅食喂养的适宜时间。

从开始添加辅食起，父母或喂养者就应为婴幼儿安排固定的座位和餐具，营造安静、轻松的进餐环境，杜绝电视、玩具、手机等的干扰。

在喂养过程中，父母或喂养者应与婴幼儿保持面对面的交流，及时了解婴幼儿的需求。

父母或喂养者应及时回应婴幼儿发出的饥饿或饱足的信号，及时提供或终止喂养。

如当婴幼儿看到食物表现兴奋，小勺靠近时张嘴、舔吮等，表示饥饿。而当婴幼儿紧闭小嘴、扭头、吐出食物时，则表示已吃饱。

父母或喂养者应以正面的态度，鼓励婴幼儿以言语、肢体语言等发出需要或拒绝进食的请求，增进婴幼儿对饥饿或饱足的内在感受，发展其自我控制饥饿或饱足的能力。

父母或喂养者应允许婴幼儿在准备好的食物中挑选自己喜爱的食物。对于婴幼儿不喜欢的食物，父母或喂养者可以反复提供并鼓励其尝试，但不能强迫。

父母或喂养者应对食物和进食保持中立态度，不能以食物和进食作为惩罚和奖励。

父母或喂养者应允许并鼓励婴幼儿尝试自己进食，可以手抓或使用小勺等餐具，并建议特别为婴幼儿准备合适的手抓食物，鼓励婴幼儿在良好的互动过程中学习自我服务，增强其对食物和进食的关注与兴趣，并促进婴幼儿逐步学会独立、自主进食。

此外，父母或喂养者自身的进食行为和态度是婴幼儿模仿的榜样。因此，父母或喂养者必须注意保持自身良好的进食行为和习惯。

（四）自食习惯养成法

1岁以前婴儿都不懂得自食，这是由于手脑的配合未发育好。1～1.5岁的孩子开始喜欢自己动手做每一件事，包括吃饭。当幼儿从你手中取勺子，尝试自己用勺子、筷子自食的时候，便是锻炼孩子自食的最好时机。

幼儿初学使用汤匙和筷子时，总会将食物撒到桌上和其他地方，又会把汤水弄翻。这时候妈妈不要着急，要不厌其烦地耐心协助孩子，等孩子尝试多了，手口的配合便会渐渐改善，继而便会得心应手，不再需要妈妈喂食了。如果妈妈耐不住性子，抢去孩子的汤匙、筷子，给他喂食的话，便会将孩子刚萌芽的自食习惯毁于一旦。孩子亦可能反抗与你唱对台戏，又或者索性依赖母亲喂他，不再尝试自食了。长此下去，便无法改变孩子的依赖习惯了。

孩子到了三四岁，依然是饭来张口的话，这个后果极可能是由妈妈一手造成的。你必须下定决心，坚持原则，重新训练孩子的自食习惯。在孩子心目中，你喂他吃食是表示爱他、关心他，若一下子停止喂食，会使孩子感到不安，以为你不再爱他，反而使他更加依赖你。

怎样培养孩子的自食习惯呢？

首先，你要使他对食物产生欲望，做一些他最喜爱的食物，并在未吃前有意无意间到别处忙碌，待他等得不耐烦而又对食物垂涎时，便会自行进食了。倘若你折返时孩子仍不肯进食，你可酌情喂他几口，然后再引导他自己吃，若他仍不肯自己吃，你也不必发怒，只需问他是否饱了，然后不经意地拿走食物。但必须记着，下一顿饭之前绝不能给他任何食物。当下顿饭到来时，又可如法炮制，借故离开，待他感到无法忍受饥肠辘辘时，便会自动拿起筷子来吃了。

三、吃出健康

宝宝长期"不爱吃饭"，或者因喂养不当多次"食积"，都会对脾胃的消化功能造成伤害，从而罹患营养不良或贫血等疾病。此时，因为宝宝年纪还小，不便服用药物，对于这类疾病，我们可以通过食疗的方法进行预防和治疗。

（一）小儿营养不良

长期摄食不足是营养不良的主要原因，一般表现为体重不增或减轻，皮下脂肪逐渐消失，一般消失顺序为腹、胸背、腰部、四肢、面颊部。重者肌肉萎缩、运动功能发育迟缓、智力低下、免疫力差，易患消化不良及各种感染。主要表现为脂肪消失、肌肉萎缩及生长发育停滞，同时也可造成全身各系统的功能紊乱，降低人体的抵抗力，给很多疾病的发生和发展创造了条件。最常见的症状有面色苍白、烦躁不安、拒食等。

药膳方一：牛奶山药麦片粥

食材：牛奶 100 克，山药 10 克，麦片 50 克，红枣 2 颗，白糖 3 克。

做法：

（1）麦片洗净，红枣洗净，山药洗净后切成小丁。

（2）锅置火上，加适量水，放入麦片，大火煮开。

（3）加入山药同煮至浓稠状，再倒入牛奶煮5分钟后，加白糖即可。

功效：补脾养胃、宁心安神，适用于小儿营养不良。

药膳方二：山楂山药茶

食材：山楂10克，山药15克，白糖适量，清水600毫升。

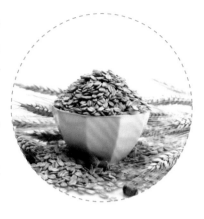

做法：

（1）山楂、山药洗净。

（2）将药材放进锅中，加适量水，用大火煮5分钟。

（3）加白糖，待温即可饮用。

功效：本方酸甜可口，可以增加食欲，补脾益气，对小儿营养不良有一定的食疗作用。

药膳方三：红枣带鱼粥

食材：陈皮10克，红枣5颗，糯米、带鱼各50克，香油15克，盐5克。

做法：

（1）糯米洗净，泡水30分钟；带鱼洗净，切块、沥干；红枣泡发、洗净；陈皮洗净。

（2）将陈皮、红枣、糯米加适量水大火煮开，转为小火煮至成粥。

（3）加入带鱼煮熟，再拌入香油和盐调味即可。

功效：养肝补血、行气健脾、增强食欲。

（二）营养性缺铁性贫血

缺铁性贫血是儿童常见的营养缺乏病，是由于体内储存铁缺乏而引起的血红蛋白合成减少的一种贫血。目前，我国约有1/3的婴幼儿患有缺铁或缺铁性贫血，以6~24个月的婴幼儿居多，所以家长应给予足够的重视。

动物肝脏、动物血、蛋黄、黄豆及其制品、芝麻酱、黑木耳和蘑菇等含铁较丰富，是防治缺铁性贫血的理想食物。

新鲜蔬菜、水果虽然含铁较少，但含维生素较多，可以促进铁的吸收和利用。为了让婴幼儿食用方便，可以将蔬菜制成菜泥或捣碎煮烂后喂食。水果也可以做成水果泥，或用小匙刮泥给宝宝喂食。

茶、牛奶、蛋类等会抑制铁的吸收，所以应避免与含铁多的食物同时食用。

想要避免婴幼儿患营养性缺铁性贫血，在怀孕期间就要保证孕妇有足够的铁摄入，注意选用含铁较多的食物。

1岁以下的婴儿提倡母乳喂养，因为母乳含铁量虽然少，但吸收率高，可达50%。牛奶不仅含铁量少，而且吸收率仅有10%。

婴儿出生后应尽早开奶，如果母乳充足，在4个月以内尽量不添加牛奶或其他代乳品，以减少其他食品对母乳中铁吸收的干扰。对于足月婴儿，最迟应从4个月后开始按每千克体重每天1毫克补铁，而且最好采用铁与维生素C合配的营养液剂。

人工喂养要用加入铁剂的牛奶，5～6个月后添加固体食物，6～7个月在加入适量铁剂的粥内加入肉末、鱼末、肝泥等。对于2～3岁的幼儿，要保证每天有足够的动物性和豆类食物，如鸡、鸭、猪血、荠菜、紫菜、海带等，并多吃新鲜水果，以帮助铁的吸收。

药膳方一：猪肝瘦肉粥

食材：鲜猪肝50克，鲜瘦猪肉50克，大米50克，油15毫升，盐少许。

做法：将猪肝、瘦肉洗净，剁碎，加油、盐适量拌匀。将大米洗干净，放入锅中，加清水适量，煮至粥将熟时加入拌好的猪肝、瘦肉，再煮至肉熟即可。每日1次或隔日1次，可长期食用。

功效：健脾益气养血。

药膳方二：菠菜猪肝汤

食材：鲜菠菜200克，猪肝100克，油15毫升，盐少许。

做法：将菠菜洗净切碎，猪肝切成小薄片，用油、盐拌匀备用。锅内加清水500毫升，煮沸后加入菠菜及猪肝，煮至猪肝熟即可。喝汤食菠菜及猪肝，可长期食用。

功效：健脾补血。

药膳方三：芝麻花生糊

食材：黑芝麻、花生（连衣）各若干，白糖适量。

做法：将黑芝麻、花生洗净，放入炒锅中炒熟，研成粉末，每次取15克，加入热开水120～150毫升，调成糊状，再加入白糖调味即可。

功效：润肠通便，养血补血。腹泻者禁用。

药膳方四：参枣莲子粥

食材：党参 15 克，红枣 20 克，莲子 30 克，粳米或大米 30 克。

做法：将党参切成片，红枣洗净，剖开去核，莲子打碎。将粳米淘洗干净，与党参、红枣、莲子一起放入锅中，加清水适量，煮至米烂熟即可。婴幼儿食粥浆，儿童食粥及红枣。

功效：健脾益气，养血补血。

药膳方五：黑枣桂圆糖水

食材：黑枣 20 克，桂圆肉 10 克，红糖 25 克。

做法：将黑枣、桂圆肉洗净，放入锅中，加清水 500 毫升，再加入红糖调匀，煮熟或隔水炖 40 分钟即可。趁热饮糖水，吃枣及桂圆肉。可长期食用。

功效：养血补血。

第四节　饮食卫生和进食安全

一、你见过吗？

小倩是一位宝妈，生下孩子后就一直和婆婆生活在一起。通过一段时间的相处，小倩发现，自己和婆婆之间的卫生、饮食习惯和育儿方式有着很大的差距。

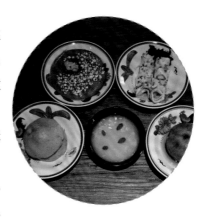

比如，婆婆在洗完菜以后会特意用洗菜水来洗碗，并不会再洗第 2 遍。在吃饭时，婆婆经常会自己嚼嚼饭菜后再喂给孩子。平时孩子哭闹，婆婆总是会拿出糖果、果冻和小坚果来哄孩子，而小倩认为给孩子糖块、果冻和小粒的坚果存在安全隐患。

为此，小倩很苦恼，她觉得婆婆的育儿经显然是几十年前的老经验，不科学也不卫生，但她也理解婆婆确实是疼爱孙子的，该怎样才能"不伤和气"地纠正婆婆的这些不科学，甚至是错误的带娃方式呢？

二、原来如此

（一）如何保证婴幼儿饮食卫生和进食安全？

《中国居民膳食指南（2022）》特别提出了适用于出生后 7 ~ 24 月龄婴幼儿喂养指南。其中六大准则中的第五条是：注意饮食卫生和进食安全。

1. 如何保证食物安全 保证食物安全，最基本的做法是将食物煮熟。经过高温烧煮后，绝大多数病原微生物可被杀灭，但煮熟后的食物仍有再次被污染的可能。因此，准备好的食物应尽快食用。

生吃的水果和蔬菜必须用清洁水彻底洗净，而给予婴幼儿食用的水果和蔬菜应去掉外皮及内核和籽，以保证食用安全。

选购婴幼儿食品时，父母应仔细检查食品标签，确保所购食物符合国家质量安全标准。

2. 家庭自制辅食还是购买婴儿食品 家庭自制辅食可以保证食物新鲜，不添加盐、糖等调味品，味道也更偏于家常化，但制作费时、费力。

购买婴儿食品方便，食品质量也有保证，但价格较贵。

总体来说，我国市场上适合不同年龄段婴幼儿的辅食品种有限，部分婴儿食品中的盐、糖含量可能偏高。

3. 如何保持家庭自制婴幼儿辅食的安全卫生 制作婴幼儿辅食是一件需要耐心和细心的事情，家庭自制婴幼儿辅食时，首先要选择新鲜、优质、无污染的食物和清洁的水。辅食制作过程中必须注意清洁、卫生，如制作前洗手，制作辅食的餐具、制作场所及厨房用具应保持清洁。必须注意生熟分开，以免交叉污染。按照需要制作辅食，应煮熟、煮透。做好的辅食应及时食用，未吃完的辅食应丢弃。多余的原料或者制成的半成品，应及时放入冰箱冷藏或冷冻保存。教会婴幼儿进餐前洗手，并保持餐具和进餐环境清洁安全。

4. 容易导致进食意外的食物有哪些 鱼刺等卡喉咙是最常见的进食意外。当婴幼儿开始尝试家庭食物时，由大块食物哽噎而导致的意外会有所增加。整粒花生、腰果等坚果，婴幼儿无法咬碎且容易呛入气管，禁止食用。

果冻等胶状食物，不慎吸入气管后不易取出，也不适合 2 岁内的婴幼儿食用。

如何保证婴幼儿进食安全？

汤匙、筷子等餐具插进喉咙、眼眶，舌头、咽喉被烫伤，甚至弄翻火锅、汤、粥而造成大面积烫伤，误食农药等意外，在婴幼儿中时有发生。

这些与进食相关的意外事件与婴幼儿进食时随意走动，家长看护不严有密切的关系。为保证进食安全，婴幼儿进食时应固定位置，且必须有成人看护，并注意进食场所的安全，严禁婴幼儿在进食过程中跑、跳、玩、闹。成人也应谨记，不要在孩子进食过程中逗孩子说话、大笑。

5. 坚持正确的喂养方式　婴幼儿免疫系统尚未成熟，并处于快速发育阶段，机体抵抗力弱，暴露于复杂的微生物环境中，很容易发生感染性疾病。添加辅食后，婴幼儿腹泻风险大大增加，而食物受微生物污染是导致婴幼儿腹泻的重要原因。

因此，喂养者除了要保证辅食购买和制作环境的安全外，还应特别注意遵循健康卫生的喂养方式。如成人不与婴幼儿用同一副碗筷进食，不将自己咀嚼过的食物喂给婴幼儿等。

（二）培养幼儿饭前便后洗手的好习惯

从小培养幼儿爱清洁、讲卫生的好习惯是十分重要的。培养幼儿饭前便后洗手，不仅能预防各种肠道传染病、寄生虫病，更重要的是培养小儿良好的卫生习惯。

怎样培养幼儿饭前便后洗手的好习惯呢？

一般幼儿到了2岁，手的动作比较灵活了，这时候可以培养幼儿自己洗手。家长们应耐心地告诉幼儿为什么饭前便后要洗手。例如，告诉幼儿："因为手上摸了许多脏东西，在吃饭前不洗干净，吃进肚子里就会生病，肚子里就会长出虫子来。"幼儿一般很容易明白这样的道理，会愉快地去洗手。最关键的问题是家长的督促。幼儿往往几天新鲜，坚持不了多久，在这个时候，家长一定要提醒幼儿。同时，家长的表率作用对幼儿也有很大影响，只要持之以恒，幼儿就会养成良好的洗手习惯。

同时，家长要为幼儿准备好肥皂、擦手毛巾，放在幼儿自己容易拿取的地方，有条件的地方应该用流动水洗手，这样符合卫生要求。家长还要提醒幼儿初学洗手时，要把袖子挽起来。以免弄湿衣服，教给他手心、手背都要洗。往往通过家长的一次示范动作，幼儿就能心领神会，很快学会自己洗小手了。

三、吃出健康——自制健康安全小零食

对于 1 岁以上的幼儿而言，糖果和坚果这些香甜的小零食有着很大的吸引力，但此时若给予幼儿这些零食很容易造成安全隐患，我们不妨用一些坚果和水果，做成幼儿爱吃的健康安全小零食。

零食一：蛋黄小馒头

食材：蛋黄 26 克，细砂糖 26 克，核桃油 20 克，土豆淀粉 110 克，纯牛奶 15 克。

做法：

（1）将蛋黄放入碗中，加入细砂糖，用筷子搅拌至糖完全融化。

（2）搅拌至蛋黄变得浓稠，搅拌时能看到明显的纹路即可。

（3）加入核桃油和纯牛奶，用筷子大致搅拌一下，不均匀也没关系。

（4）筛入土豆淀粉，用筷子大致拌匀。

（5）取出放在案板上，用手揉至没有干粉，成团即可。

（6）取一小块面团，搓成长条，切成小段，用掌心搓圆后放入烤盘中。

（7）用小喷壶在表面喷一层水雾后，将烤盘放入预热好的烤箱中层，上下火 140 摄氏度烘烤约 18 分钟。

零食二：香脆大米饼

食材：凉米饭 200 克，细砂糖 15 克，核桃油 5 克。

做法：

（1）将凉米饭、细砂糖和核桃油一起放入碗中，用勺子拌匀。

（2）掌心蘸少许冷水，把拌匀的米饭搓成约 15 克 / 个的饭团。

（3）蛋卷模具放在炉灶上，开中火，正反两面预热。

（4）在预热好的模具中心放一个饭团，盖上盖子，将饭团压扁。

（5）两面各加热约 35 秒，至大米饼两面焦黄时关火取出。

零食三：酸奶奶豆

食材：全脂奶粉 12 克，原味炼乳 10 克，脱水酸奶 2 克。

做法：

（1）将原料全部倒入碗中，用小勺翻拌至没有干粉状后，用手揉成团。

（2）等分成 12 个小剂子，用手搓成小球即可。

零食四：豌豆黄

食材：干豌豆 200 克，细砂糖 75 克。

做法：

（1）将干豌豆洗净，放入水中泡一晚。

（2）泡好的豌豆剥去外皮，洗净，倒入碗中，加水没过豌豆。

（3）盛有豌豆的碗放入蒸锅，水开后转中火蒸 40 ~ 50 分钟，关火取出。

（4）用手持式料理棒将蒸好的豌豆打成糊，过滤后倒入炒锅，加入细砂糖。

（5）中小火熬煮至豌豆糊十分黏稠，关火，取一个保鲜盒，提前在内壁涂一层熟的植物油，将熬好的豌豆糊倒入保鲜盒中，用刮刀将表面抹平。

（6）放凉后盖上盖子，将保鲜盒放入冰箱冷藏室冷藏约 4 小时，让豌豆糊凝固。

（7）将保鲜盒取出，倒扣在案板上，轻拍盒底，将豌豆黄倒出，切成小块。

零食五：糯米枣

食材：红枣 12 颗，糯米粉 30 克，水 24 克，桂花蜜 2 小勺，熟芝麻 1/2 小勺。

做法：

（1）将红枣洗净，沿枣身中部竖着切一刀，不要切断，取出枣核，将红枣用温水浸泡半小时后捞出沥干。

（2）将糯米粉和水混合揉成团，搓成长条后切成小段，每段约 4 克。

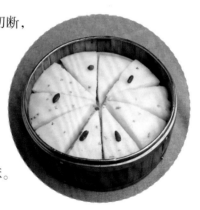

（3）将切好的糯米段塞入大枣中，轻捏整形。

（4）糯米枣放入蒸锅，水开后中火蒸 10 分钟，即可趁热食用。食用时可淋上桂花蜜，并撒上熟芝麻。

零食六：山楂糕

食材：山楂 500 克，水 400 克，细砂糖 200 克。

做法：

（1）山楂洗净，开水下锅焯至微软，关火捞出，核可用手轻松挤出。

（2）去核，将山楂倒入干净的锅中，加 400 克水，中火煮开后，盖上锅盖，转小火继续煮。

（3）煮至山楂软烂成黏稠的糊状，关火。

（4）山楂糊倒入滤网，用勺子碾压过滤，得到细腻的山楂泥。

（5）山楂泥和细砂糖一起倒入锅中。

（6）中小火加热至糖完全融化，转小火继续加热至山楂泥呈深红色且非常黏稠，几乎无法流动，关火。

（7）立即倒入两个铺有锡纸的小号保鲜盒中，用刮刀抹平表面。

（8）放入冰箱冷藏至凝固，取出脱模即可，切块食用。

零食七：芒果卷

食材：芒果 500 克。

做法：

（1）芒果洗净削皮后切成小块，放入料理机打成细腻的糊。

（2）每次取 65 克芒果糊，倒入烤盘中。

（3）将芒果糊在烤盘中均匀铺开。

（4）放入预热至 80℃的烤箱中层，上下火烘烤约 90 分钟，至芒果糊凝固，可以整张轻松揭下。

（5）放在案板上卷成卷，切成小段。

第五节　孩子"调皮"，是病吗

一、你见过吗？

小明是个活泼好动的男孩子，很小的时候就喜欢翻弄家里的东西，玩具到处扔，喜欢跑，不肯安静地待上一会儿。父母没在意，只认为这是男孩子的特点。

到小明 7 岁的时候，他的好动不但没有减轻，反而加剧了，上课不能静坐听讲，小动作特多，完全不能自制，学习成绩一直不好。小明的爸爸带他找心理医生咨询，医生诊断小明患有多动症。

小明的邻居家也有一个小男孩，叫小天，小天快 2 岁了，也非常活泼好动。每次带小天出门，就算是在火车和飞机上，小天也总是跑来跑去，这让小天的妈妈非常担心，怀疑自己的宝宝是不是也患上了多动症？

其实，小宝宝整天一刻不停地活动是正常现象，并不是多动症，说明宝宝精力充沛、体力旺盛。宝宝的休息方式与成人不同，成人是以静坐、散步、躺卧等作为休息的方式；宝宝则是以一种活动代替另一种活动的交替运动来休息。

有人曾做过一个有趣的实验：把 1 名幼儿在草地上半小时的活动录成像，然后请 1 名大学生运动员模仿孩子的摸爬滚打和攀登。大学生照着做了，结果不到半小时就感觉精疲力竭，而孩子仍精神饱满。

小宝宝强烈的活动欲望，是他们散发能量和新陈代谢的一种生理的自发需要。只有当孩子年龄大于 6 岁，且持续 6 个月以上出现无监督时难以有始有终完成任务、难以持久性集中注意力、听不进别人说什么、经常丢失东西、上课注意力分散及成绩不佳等表现时，才有可能是患上了多动症。

大自然是宝宝最佳的天然活动场所，每当宝宝在阳光中草地上尽情地奔跑玩耍时，都会充满快乐。因此，如果你在郊游或乘坐公共交通工具时遇到了幼小的宝宝调皮捣蛋，还请大方地包容他吧。

二、原来如此

（一）生命早期的生长影响终身健康

《中国居民膳食指南（2022）》特别提出了适用于出生后 7 ~ 24 月龄婴幼儿喂养指南。其中六大准则中的第六条是：定期监测体格指标，追求健康生长。

适度、平稳生长是婴幼儿最佳的生长模式。每 3 个月一次监测并评估 7 ~ 24 月龄婴幼儿的体格生长指标有助于判断其营养状况，并可根据体格生长指标的变化，及时调整营养和喂养。对于营养不良、超重、肥胖及处于急慢性疾病期间的婴幼儿，应增加检测次数。

生命早期的生长影响终身健康。

根据多哈理论，出生体重与成年后的慢性病，如心血管疾病，息息相关。

新近的研究表明，不仅出生体重与成年后的慢性病相关，2 岁时幼儿的体重与成年后的体重指数（BMI）也呈正相关。2 岁时的身长与成年后的身高和瘦体质均呈正相关。

7 ~ 24 月龄是生长迟缓的高发期。

由于喂养模式、方法和食物的变化，7 ~ 24 月龄婴幼儿很容易由于喂养不良而影响生长发育。

全球 5 岁以下儿童身长监测数据显示，7 ~ 24 月龄婴幼儿按年龄身长 Z 评分快速下降，到 24 月龄时达到最低点。不论亚洲、非洲、美洲，还是欧洲，发展中国家按年龄身长 Z 评分变化趋势相似。

身体活动促进婴幼儿生长发育。

婴幼儿期是运动发育（包括大运动和精细运动）的重要时期。WHO 在 5 岁以下儿童身体活动指南中指出，身体活动可以促进婴幼儿的运动和心理认知发育、心脏代谢功能及骨健康。

束缚或限制婴幼儿活动可能会增加超重肥胖风险，并影响婴幼儿乃至儿童期的运动发育。

这些都需要父母或喂养者知悉并引起足够重视，千万不要为了担心婴幼儿活动时可能出现的风险而限制婴幼儿运动，也不应将婴幼儿的活跃运动归入"调皮捣蛋"范畴而产生抵触情绪。

（二）婴幼儿健康生长的评估方法

体重、身长、头围等是反映婴幼儿营养状况的直接指标，应至少每 3 个月测量一次。婴幼儿健康生长的评估方法主要通过绘制婴幼儿生长曲线来实现。

根据我国卫生行业标准《5 岁以下儿童生长状况判定》（WS/T 423—2013）来判断婴幼儿生长发育情况。

从婴儿出生起就将其每次健康体检时所测得的身长、体重、头围等体格生长数据，按月龄标点在相应的儿童生长标准上，如按年龄身长、按年龄体重、按年龄头围生长标准，并将各个数据点连接成线，就是每个婴儿个体化的生长曲线。

相比单次测量的体格生长指标，定期连续监测体格生长指标，并绘制成生长曲线，可以更直观地反映婴幼儿的生长状况，也可以更及时地反映营养和喂养情况。

大多数婴儿在满 6 月龄后，其生长曲线会处于相对平稳的水平，并与儿童生长标准的中位线平行。

当婴幼儿的生长曲线在儿童生长曲线的第 3 和第 97 百分位之间，或 Z 评分为 −2 ~ +2，并与儿童生长标准的中位线平行时，均为正常。

而当婴幼儿生长曲线有明显下降或上升趋势时，应及时了解其喂养和疾病情况，并做出合理调整。如当体重生长曲线从中位数快速下降，说明近期体重增长缓慢，可能存在营养摄入不足，应进一步了解近期是否有疾病、喂养不良等；而当体重生长曲线从中位数迅速飙升，则说明体重增长过快，同样需要寻找原因，减少过度喂养等不良喂养行为。

少数特殊婴幼儿，如早产 / 低出生体重儿、先天遗传性疾病及各种严重急慢性疾病的患儿，其生长曲线均有各自的特殊性，应有专科医生予以评估和解释。

对于这部分婴幼儿也应加强定期的生长监测。

（三）婴幼儿需要身体活动吗？

饮食、睡眠、活动组成婴幼儿每天 24 小时的生活内容。

婴幼儿天性好动，而通过抚触、按摩、亲子游戏及适度的有目的的活动，如俯卧、爬、走、跳等，可进一步增加婴幼儿的活动强度，增强婴幼儿大运动、精细运动能力，并提高协调能力。

7 ~ 12 月龄婴儿每天俯卧位自由活动或爬行时间应不少于 30 分钟，多则更好。

12 ~ 24 月龄幼儿每天的活动时间不少于 3 小时，多则更好。鼓励婴幼儿学习自己吃饭，学习生活自理，并增加日常活动。

与此同时，尽量减少婴幼儿久坐不动的时间。将婴幼儿束缚在汽车安全座椅、婴儿车，或者背着、抱着的时间不宜过长，每次不应超过 1 小时。

24 月龄内，婴幼儿除必要的与家人视频对话时间以外，其他时间应禁止看屏幕。

三、吃出健康

对于 2 岁以内的宝宝来讲，惊风和流涎是两种常见的疾病，其中惊风属于急危重症，而流涎则与脾胃虚弱有关，这两种疾病都可以通过食疗的方法来缓解。

（一）小儿惊风

惊风是小儿常见的一种急重病症，又称惊厥，俗名抽风。惊风是中枢神经系统功能紊乱的一种表现，引发的原因较多，如高热、脑炎、脑膜炎、大脑发育不全、受到惊吓、癫痫等，都可引发小儿惊风。下面药膳方可对小儿惊风的辅助治疗起到一定作用。

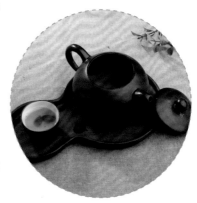

药膳方一：蝉蜕薄荷茶

食材：蝉蜕 15 克，薄荷汁 15 毫升，果糖 15 克，冰块适量。

做法：

（1）将蝉蜕洗净，放入锅内，加水煎汁，去渣取汁，放凉。

（2）将冰块放入杯内约 2/3 满。

（3）加入果糖、薄荷汁、蝉蜕汁，摇匀即可饮用。

功效：具有息风止痉、清热安神作用。适合小儿惊风、夜间啼哭不止、口渴咽干者饮用。

药膳方二：枣仁粳米羹

食材：粳米 100 克，酸枣仁末 15 克，白糖适量。

做法：

（1）将酸枣仁、粳米分别洗净备用，酸枣仁用刀切成碎末。

（2）锅中倒入粳米，加水煮至将熟，加入酸枣仁末，搅拌均匀，再煮片刻。

（3）起锅前，加入白糖调味即可。

功效：益气镇静、安神定志。对小儿惊风、夜间啼哭等有食疗效果。

药膳方三：天麻炖鹌鹑蛋

食材：天麻片 10 克，鹌鹑蛋 2 个，生姜片 3 克，盐适量。

做法：

（1）天麻洗净，鹌鹑蛋洗净。

（2）将天麻片、姜片和鹌鹑蛋放入炖锅中，加适量清水，以大火煮沸，将鹌鹑蛋捞出，剥去蛋壳，再放入锅中，改用小火炖至熟烂。

（3）加入盐调味即可。

功效：补血和血、平肝息风。可改善小儿惊风、神昏高热、夜啼等症状。

（二）小儿流涎

小儿流涎就是小儿流口水，是指口中唾液不自觉从口内流出的一种病症，多发生在断奶前后，1 岁左右的婴儿。伴随着生长发育，流口水的现象就会逐渐消失。如果到了 2 岁以后，小儿还在流口水，就可能是异常现象。另外，若小儿患口腔溃疡或脾胃虚弱，也会流涎不止。以下食疗方可以辅助治疗。

药膳方一：韭菜枸杞粥

食材：白米 100 克，韭菜、枸杞子各 15 克，盐 2 克，味精 1 克。

做法：

（1）韭菜洗净、切段，枸杞子洗净，白米泡发洗净。

（2）锅置火上，注水后，放入白米，用大火煮至米粒开花。

（3）放入韭菜、枸杞子，改用小火煮至粥成，加入盐、味精入味即可。

功效：枸杞子可补气强精、滋补肝肾、抗衰老、止消渴、暖身体、抗肿瘤。韭菜可健胃、提神、止汗固涩、补肾助阳、固精。韭菜、枸杞子、大米合熬成粥可温脾暖肾。

药膳方二：多味水果粥

食材：梨、芒果、西瓜、葡萄、苹果各10克，大米100克，冰糖5克。

做法：

（1）大米洗净，用清水浸泡片刻。梨、苹果洗净切块。芒果、西瓜取肉切块，葡萄洗净。

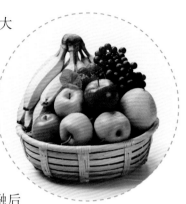

（2）锅置火上，投入大米，加适量清水煮至粥将成。

（3）放入所有水果，煮至米粒开花，加冰糖熬融后调匀便可。

功效：梨可消化、利尿通便。芒果能延缓细胞衰老。西瓜可开胃、助消化、去暑疾。苹果可健脾养胃、润肺止咳、养心益气。葡萄可降低胃酸、利胆。

第三章

2~5岁儿童
应该怎么吃

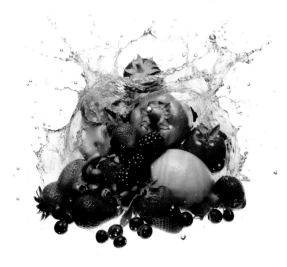

2 ～ 5 岁儿童生长发育速率与 2 岁以下儿童相比略有下降，但仍处于较高水平，该阶段儿童的生长发育状况和饮食行为，直接关系到青少年和成年期发生肥胖及相关慢性病的风险。

与成人相比，2 ～ 5 岁儿童对各种营养素需要量较高，但消化系统尚未完全成熟，咀嚼能力较差，因此其食物的加工烹调应与成人有一定的差异。

随着 2 ～ 5 岁儿童生活自理能力不断提高，自主性、好奇心、学习能力和模仿能力也逐渐增强，需要进一步强化和巩固在 7 ～ 24 月龄逐步建立的多样化膳食结构，为一生健康和良好饮食行为奠定基础。

《中国学龄前儿童膳食指南（2016）》给出的五条核心推荐为：

- ⮑ 食物多样，规律就餐，自主进食，培养健康饮食行为。
- ⮑ 每天饮奶，足量饮水，合理选择零食。
- ⮑ 合理烹调，少调料，少油炸。
- ⮑ 参与食物的选择与制作，增进对食物的认知和喜爱。
- ⮑ 经常户外活动，定期体格检测，保障健康成长。

第一节　餐次安排的学问

一、你见过吗？

小芳是一个 3 岁孩子的妈妈，前段时间因为公务需要出差，就把孩子送到了婆婆家。这天，她出差回来，买了很多水果，到婆婆家的时候，孩子在睡觉，她看了一眼，瘦了很多，想着婆婆带孩子不容易，就没吭声。

中午做饭的时候，小芳想给宝宝做个肉汤，婆婆说孩子嘴刁着呢，不吃的。小芳心想，宝宝以前很爱吃啊，可转头想，这么久没见宝宝，可能口味换了，就没放在心上。

吃饭的时候，小芳让婆婆先吃，自己喂孩子，宝宝说什么也不吃，也不肯坐凳子上，一直要下来，下地后，就一直满屋跑，追都追不上，好不容易抓到他了，就捂着嘴巴不吃饭。小芳心里很疑惑，宝宝以前吃饭挺乖的，每顿都是按点吃的，心里疑惑就问了出来。

婆婆说孩子来了一直不爱吃饭，坐也坐不住，就让她别管了，说咱们吃完，他才会吃的。吃完饭后，孩子也一直不说饿，快 1 点的时候，婆婆拿着一大袋零食放在桌子上，宝宝听到声音就欢快地跑过去了，一边吃着牛肉干一边喝着牛奶，婆婆说孩子就爱吃这些。

小芳急了，说孩子小不能多吃这些零食，婆婆说她小的时候什么都没得吃，现在有条件，孙子爱吃什么吃什么，又说小芳抠门，孙子跟着她什么都没吃过，说她就知道紧着自己吃，对孩子舍不得。

小芳很无语，但不愿意孩子就此养成三餐无规律、零食当正餐的坏习惯，就打算把孩子接回去，但婆婆不同意，孩子也不愿意跟小芳回家，因为那样就没办法想吃什么零食就吃什么零食了。为此，小芳很是苦恼。

二、原来如此

（一）2～5岁儿童膳食核心建议

1. 食物多样，规律就餐，自主进食，培养健康饮食行为 学龄前儿童的均衡营养应由多种食物构成的平衡膳食提供，规律就餐是儿童获得全面充足的食物、消化吸收良好和建立健康饮食行为的保障。

鼓励儿童反复尝试新食物的味道、质地，提高对食物的接受度，强化之前建立的多样化膳食模式。

随着儿童自我意识、模仿力和好奇心增强，容易出现挑食、偏食和饮食不专注，需引导儿童有规律地自主、专心进餐，保持每天三次正餐和两次加餐，尽量固定进餐时间和座位，营造温馨进餐环境。

2. 每天饮奶，足量饮水，合理选择零食 奶类是优质蛋白质和钙的最佳食物来源之一，应鼓励儿童每天饮奶，建议每天饮奶量为 300～500 毫升或相当量的奶制品。

2～5岁儿童新陈代谢旺盛、活动量大、出汗多，需要及时补充水分，建议每天水的总摄入量为 1300 ～ 1600 毫升（包含水和汤、奶等），其中饮水量为 600 ～ 800 毫升，并以饮白开水为佳，少量多次饮用。

零食作为学龄前儿童全天营养的补充，应与加餐相结合，以不影响正餐为前提，多选择营养素密度高的食物，如奶类、水果、蛋类和坚果等。不宜选择高盐、高脂、高糖食物及含糖饮料。

3. 合理烹调，少调料，少油炸　从小培养儿童清淡口味有助于形成终身的健康饮食行为。

烹制儿童膳食时应注意盐和糖的用量，不加味精、鸡精及辛辣料等调味品，保持食物的原汁原味，让儿童首先品尝和接纳食物的自然味道。

建议多用蒸、煮、炖，少用煎、炒的方式加工烹调食物，有利于儿童消化吸收、控制能量摄入过多及清淡口味的培养。

4. 参与食物的选择与制作，增进对食物的认知和喜爱　家庭和托幼机构应有计划地开展食育教育，为儿童提供更多接触、观察和认识食物的机会。在保证安全前提下，鼓励儿童参与食物选择和烹调加工过程，增进对食物的认知和喜爱，培养尊重和爱惜食物的意识。

5. 经常户外活动，定期体格检测，保障健康成长　积极规律的身体活动，较少的久坐以及视屏时间和充足的睡眠，有助于学龄前儿童的生长发育和预防超重肥胖、慢性病及近视。

应鼓励学龄前儿童经常参加户外活动，每天至少 120 分钟。同时减少久坐行为和视屏时间，每次久坐时间不超过 1 小时，每天累计视屏时间不超过 1 小时，且越少越好。

保证儿童充足睡眠，推荐每天总睡眠时间 10 ～ 13 小时，其中包括 1 ～ 2 小时的午睡时间。

家庭、托幼机构和社区要为 2 ～ 5 岁儿童创造积极的身体活动支持环境。

2 ～ 5 岁儿童的身高、体重能直接反映其膳食营养和生长发育状况，应定期监测儿童身高、体重等体格指标，及时发现儿童营养健康问题，并做出相应的饮食和运动调整，避免营养不良和超重肥胖，保障儿童健康成长。

（二）2 ～ 5 岁儿童的餐次安排建议

2 ～ 5 岁儿童的膳食应由多样化食物构成，建议平均每天食物种类数达到 12 种以上，每周达到 25 种以上，烹调油和调味品不计算在内。

1. 按照食物大类建议

（1）谷类、薯类及杂豆类食物：平均每天 3 种以上，每周 5 种以上。

（2）蔬菜、菌藻及水果类食物：平均每天 4 种以上，每周 10 种以上。

（3）鱼、蛋、畜肉及禽肉类食物：平均每天 3 种以上，每周 5 种以上。

（4）奶、大豆及坚果类食物：平均每天 2 种以上，每周 5 种以上。

餐次安排：

早餐 4 ～ 5 种，午餐 5 ～ 6 种，晚餐 4 ～ 5 种，加餐 1 ～ 2 种。

2. 为了让儿童膳食更加丰富，推荐以下几种方法

（1）小分量选择。

（2）与家人共餐。

（3）同类食物互换。

（4）荤素搭配。

（5）根据季节更换和搭配食物。

（6）变换烹调方式。

餐次安排：

2 ～ 5 岁儿童应每天安排早、中、晚三次正餐和两次加餐，即三餐两点。两正餐之间间隔 4 ～ 5 小时，加餐与正餐之间间隔 1.5 ～ 2 小时，加餐分别安排在上、下午各一次，若晚餐较早时，可在睡前 2 小时安排一次加餐。

加餐以奶类、水果为主，配以少量松软面点，尽量不选择油炸食品、膨化食品、甜点及含糖饮料。

三、吃出健康

（一）2 ～ 3 岁儿童一日食谱举例

早餐：

山药大米猪肝粥：大米 25 克，山药 10 克，猪肝 5 克；

黄瓜炒鸡蛋：鸡蛋 30 克，黄瓜 30 克；

牛奶：高钙牛奶 100 克。

上午加餐：

牛奶及水果：高钙牛奶 100 克，香蕉 60 克。

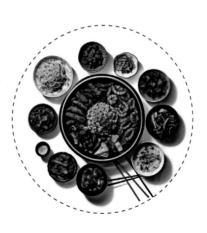

午餐：

番茄牛肉饭：大米 40 克，牛肉前腱 10 克，番茄 50 克，红薯 30 克，胡萝卜 20 克，青豆 10 克；

鲜蘑菠菜汤：鲜蘑 20 克，菠菜 50 克，紫菜 3 克；

清蒸黄花鱼：小黄花鱼 20 克。

下午加餐：

牛奶及水果：高钙牛奶 100 克，草莓 60 克。

晚餐：

彩色焖饭：大米 40 克，去骨鸡腿肉 10 克，鲜玉米 20 克，豌豆 20 克；

牛奶南瓜羹：南瓜 30 克，高钙牛奶 50 克。

晚加餐：

牛奶：高钙牛奶 150 克。

全天：植物油 15 ~ 20 克，食用加碘盐＜ 2 克。

（二）4 ~ 5 岁儿童一日食谱举例

早餐：

彩色饺子：小麦面粉 45 克，菠菜 30 克，紫甘蓝 30 克，胡萝卜 30 克，上海青 50 克，猪里脊肉 10 克；

鸡蛋羹：鸡蛋 30 克，基围虾 6 克。

上午加餐：

水果：猕猴桃 50 克，香蕉 50 克，苹果 50 克。

午餐：

米饭：大米 45 克，扁豆 30 克，鲜玉米 30 克，黑芝麻 5 克；

香菇炒菜心：鲜香菇 20 克，油菜心 50 克；

番茄鱼片汤：番茄 50 克，龙利鱼 20 克。

下午加餐：

牛奶及坚果：高钙牛奶 150 克，核桃 5 克。

晚餐：

二米饭：大米 40 克，小米 10 克；

什锦鸡丁：鸡腿肉 20 克，彩椒 50 克，菜豇豆 30 克；

水煮小白菜：小白菜 50 克。

晚加餐：

牛奶：高钙牛奶 250 克。

全天：植物油 20 ～ 25 克，食用加碘盐 < 3 克。

以上两份食谱仅供参考。我国北方地区晚餐多食用粥类或面汤、面条等，较少食用米饭，故而不必拘泥于推荐食谱，需根据当地饮食习惯做出调整。

（三）2 ～ 5 岁儿童食谱

食谱一：疙瘩汤

食材：面粉 1 杯，鸡蛋 1 个，青菜、香葱各适量，食盐少许。

做法：

（1）将面粉放入碗中，加少许凉水，用筷子搅拌成糊状。

（2）锅中加水烧开，将面糊一勺一勺加入锅内，并用勺子搅拌，防止煳底。然后加入青菜，快起锅时加入食盐和香葱即可。

食谱二：葱香鸡蛋软饼

食材：面粉 1 杯，鸡蛋 1 个，葱花、盐、植物油、水各适量。

做法：

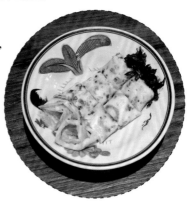

（1）面粉中打入 1 个鸡蛋，根据口味放入适量盐拌匀，慢慢加入适量水，使面糊成为流动的糊状，再将葱花拌入备用。

（2）平底锅中倒入少许植物油，抹匀，倒入适量面糊，摊成薄饼，两面煎黄后出锅。

食谱三：红薯三宝

食材：糯米、大米、小米、红薯各适量。

做法：

（1）将红薯洗净，去皮，切小块；糯米、大米、小米一起淘洗干净备用。

（2）砂锅里放清水，放入洗好的三种米，把红薯也放到锅里，盖上锅盖加热煮沸后转小火加热 50 分钟，至粥软烂即可。

食谱四：芝麻龙眼粥

食材：白芝麻、龙眼、红枣、糯米各适量，红糖少许。

做法：

（1）先将龙眼与红枣去核洗净备用。

（2）将淘洗干净的糯米放入锅内，加入红枣、龙眼肉、白芝麻、适量清水，用旺火煮至六成熟，再加入红糖，煮至黏稠即可。

食谱五：豆腐木耳猪肉丸

食材：豆腐、水发黑木耳、猪肉糜、植物油各适量，鸡蛋1个，料酒、白糖、酱油、食盐、胡椒粉、香油各少许。

做法：

（1）猪肉糜先用料酒、白糖、酱油、胡椒粉和香油腌制10分钟。

（2）木耳切成小碎末，和猪肉糜一起再次剁碎，豆腐用手捏碎，放入剁好的猪肉和木耳，打入1个鸡蛋，放入食盐和香油，全部搅拌均匀。

（3）炒锅置于火上，放入适量植物油，至油五六成热时转小火，用虎口挤出丸子状，放入锅中，煎至两面金黄，捞出即可。

食谱六：鸡蛋虾皮韭菜合子

食材：韭菜、鸡蛋、虾皮、面粉各适量，干木耳、食盐、香油、植物油各少许。

做法：

（1）面粉中放入水，和成面团后盖上盖子醒发。

（2）鸡蛋炒熟后放菜板上剁碎；韭菜洗净切碎；木耳泡发洗净切碎；虾皮洗净备用。所有材料放在盆里，放入食盐、香油搅拌均匀。

（3）面团醒好后分成20个剂子，每个碾成直径约8厘米的圆皮，然后把馅料放在皮上，把皮合起来，捏好之后平放在面板上，整理成略扁的形状。

（4）平底锅中放入少量植物油，之后把合子放入，两边煎成焦黄即可。

食谱七：胡萝卜猪肉馅大包子

食材：面粉、猪肉泥、胡萝卜各适量，香葱、生姜、酵母粉、食盐、胡椒粉、香油、植物油各少许。

做法：

（1）将酵母粉加到温水中，然后将酵母水缓缓倒入面粉中，一边倒一边搅拌，然后揉成团，大概揉5分钟，盖上盖子，放室温下发酵。

（2）香葱、生姜切成末，把胡萝卜去皮切碎，然后炒锅置于火上，倒入适量的植物油，放胡萝卜碎进去炒，加适量的食盐搅匀，盛出备用。

（3）猪肉泥儿中加葱姜末、食盐、胡椒粉、香油搅拌均匀，然后倒入炒好的胡萝卜里搅拌均匀。

（4）面发酵到原来的两倍大就可以拿出来包了，先揉一揉，然后切成小剂子，揉成圆球，再压扁，用擀饺子皮的手法擀开。包好之后二次发酵大约20分钟后，上锅蒸 20 分钟即可。

食谱八：红糖馒头

食材：红糖、牛奶、面粉各适量，酵母粉少许。

做法：

（1）将面粉、红糖、酵母粉一起放入牛奶中搅拌均匀，和面至面团表面光滑，盖好湿布，进行发酵，当面团胀大到两倍大，或用手指插入有个清晰指印就发好了。如果小洞回缩，说明还要继续发。

（2）取出发好的面团，擀成大面片，上面撒一层红糖，再卷起来切成馒头状，进行二次发酵，等到馒头明显胀大，再开火。

（3）水开后将馒头上屉，转为中火蒸 12 分钟左右就好了。

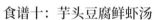

食谱九：山药排骨汤

食材：山药、猪排骨、姜、食盐各适量。

做法：炖锅中加入适量水，冷水放入猪排骨，待煮沸后撇去浮沫，放入姜块，炖半个小时后，再将山药放入锅中，再炖半小时即可，起锅前放入少许食盐调味。

食谱十：芋头豆腐鲜虾汤

食材：豆腐、鲜虾仁、鲜香菇、芋头各适量，鸡蛋 1 个，淀粉、料酒、胡椒粉、食盐、植物油、香油各少许。

做法：

（1）豆腐切成丁，用滚水浸热，鲜香菇、芋头分别切成指甲片大小，鸡蛋取蛋清备用，鲜虾仁过水，加食盐、胡椒粉、料酒拌匀腌制一会儿。

（2）砂锅置于火上，加入适量清水煮沸，倒入适量植物油和料酒，加入豆腐、香菇、芋头，煮沸约 15 分钟，将腌好的虾仁倒入汤中，煲滚，用湿淀粉勾芡，最后加入少许胡椒粉、香油即成。

食谱十一：蒜香茄子

食材：茄子 2 个，蒜瓣、植物油、老抽、食盐、白糖各适量。

做法：

（1）茄子洗净，切块，用油炸熟透备用。

（2）将蒜瓣炒香，加入炒好的茄子块，加老抽、食盐、白糖调味即成。

食谱十二：烤红薯

食材：红薯 2 ~ 3 个。

做法：

（1）将红薯洗净，如果是比较大的，要切成两半，以便容易烤透。

（2）将红薯放置在烤盘内，喜欢水分多的可以加保鲜膜，喜欢干爽口味的可直接放进烤箱。用中火烤制红薯熟透即可。在烤制 10 分钟的时候，把红薯拿出来，用筷子扎几个洞，再放入烤箱继续烤，使红薯烤得更熟更透。

食谱十三：虾片粥

食材：大对虾、大米各适量，花生油、酱油、香葱、淀粉、食盐、白糖、胡椒粉各少许。

做法：

（1）香葱切末；大米淘洗干净，放入盆内，加少许盐拌匀；将大虾去壳并挑出虾线洗净，切成薄片，盛入碗内，放入淀粉、花生油、酱油、白糖和少许食盐，拌匀上浆。

（2）炒锅置于火上，放水烧开，倒入大米，在水开后小火熬煮 40 ~ 50 分钟，至米粒开花，汤汁黏稠时，放入浆好的虾肉片，用旺火烧滚。食用时分碗盛出，撒上葱花、胡椒粉即可。

食谱十四：莲子糯米粥

食材：莲子、糯米各适量，白糖少许。

做法：

（1）把糯米淘洗干净，用清水浸泡 1 ~ 2 小时，将莲子用温水泡软，用清水洗净。

（2）将煮锅洗净，放入莲子、糯米、清水适量，置于火上煮成粥，加入白糖调味儿即可。

食谱十五：西红柿打卤面

食材：西红柿、猪肉、黄瓜、土豆、豇豆、面条各适量，香葱、食盐、老抽、植物油各少许。

做法：

（1）猪肉切丝；西红柿切小块；香葱切末；土豆切丝，用滚水焯熟；豇豆焯熟后切末；黄瓜切丝，盛盘待用。

（2）炒锅置于火上烧热，加入适量植物油，将锅转动使油均匀沾满锅，加入少许食盐、葱花，入锅炒熟盛出待用。

（3）炒锅置于火上，加入少许植物油，将西红柿与葱花一同放入烧热的锅中，不停翻炒，直到将其炒出红浆来，放食盐、老抽调味，最后放入猪肉丝同炒。

（4）取汤锅，加入适量清水煮沸，下入面条，煮开后中火煮 2 分钟，熟后沥干，盛入碗中，放入土豆丝、黄瓜丝、豇豆末，最后浇上卤汁，拌匀即可。

食谱十六：鸡蛋虾饺

食材：鸡蛋 2 个，小白菜、虾仁、面粉各适量，食盐、食用油各少许。

做法：

（1）将鸡蛋打散，搅匀；小白菜用清水洗净，用开水烫一下，切碎；将虾仁剁碎成末备用。

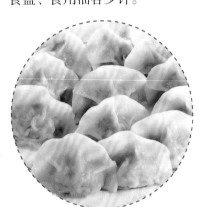

（2）炒锅中倒入少量食用油，待油烧至七成熟，倒入鸡蛋，翻炒成金黄色出锅。

（3）用碗将炒熟的鸡蛋、虾末、碎白菜搅拌在一起，加入适量食盐搅拌，做成饺子馅儿。

（4）面粉加水揉成面团，用擀面杖擀成面皮，用上述调好的馅料包成饺子，下水煮熟即可。

第二节　零食的选择

一、你见过吗？

小梦的女儿今年 6 岁，一直以来都由婆婆在照顾。婆婆宠爱孩子，经常给她买零食吃，因为这个问题，小梦和婆婆之间经常会有一些小矛盾，不知道该怎么去化解。小梦觉得买一些配料干净、低钠低糖的健康食品倒也还好，但婆婆一般是孩子闹着想吃什么就买什么。之前婆婆给孩子买的含乳饮料，孩子一天喝 3 瓶，饭都不好好吃；后来到了夏天，婆婆又给孩子买了好多的碎冰冰、冰棒、吸吸果冻；更别提平时买的糖果、巧克力、奶茶、碳酸饮料这些了，这些零食不但含糖量高没营养，也增加龋齿的风险。

小梦和婆婆说过很多次，这些零食对孩子没有一点用处，反而是害了她。婆婆却总是一边点头接受，表示下次不买了，一边趁小梦上班时，偷偷给孩子吃。有时孩子说漏嘴了，小梦才知道。

这让小梦非常生气，觉得婆婆不但给孩子吃这些没有营养的东西，为了防止被发现，还教孩子一起对自己撒谎。小梦非常担心这样下去，孩子以后会有很多的不良习惯。

二、原来如此

（一）2～5岁儿童选择什么零食比较好？

孩子都喜欢吃零食，2～5岁儿童零食的选择大有讲究，今天，我们就来看一下吧！

1. 培养饮奶习惯，首选白开水解渴，控制含糖饮料 奶及奶制品中钙含量丰富且吸收率高，是钙的最佳食物来源之一。建议2～5岁儿童每天饮用300～500毫升奶或相当量的奶制品，以满足钙的需求。

推荐选择液态奶、酸奶、奶酪等无添加糖的奶制品，限制含乳饮料、奶油摄入。家长应以身作则常饮奶，鼓励和督促儿童每日饮奶，从小养成天天饮奶的好习惯。

乳糖不耐受或继发乳糖不耐受的儿童空腹饮奶后会出现胃肠不适，如腹胀、腹泻、腹痛等症状，可采取以下方法加以解决：

（1）饮奶前或同时进食固体食物，如主食。

（2）少量多次饮奶。

（3）选择酸奶。

（4）选用无乳糖奶或饮奶时加用乳糖酶。

添加糖是指人工加入食品中的糖类，包括单糖和双糖。过量摄入添加糖会对2～5岁儿童的健康造成危害，增加患肥胖症、龋齿等疾病的风险，推荐2～3岁儿童不摄入添加糖，4～5岁儿童添加糖摄入量应控制在每天50克以内。

含糖饮料是添加糖的主要来源，多数饮料含糖量高达8%～11%，建议学龄前儿童不喝含糖饮料，首选白开水，更不能用含糖饮料替代白开水。

家长应以身作则，自己不喝含糖饮料。家庭或托幼机构不提供含糖饮料，如可乐、果汁饮料等，不提供高糖食品如糖果、巧克力、蜜饯等，并注意烹调食物时尽量少添加糖。

2. 合理选择零食　零食是指一日三餐之外吃的
所有食物和喝的饮料，不包括水。

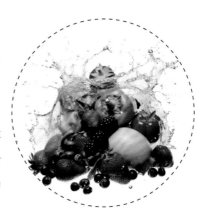

零食作为 2 ~ 5 岁儿童正餐之外的营养补充，
可以合理选用。建议零食尽可能与加餐结合，安排
在两次正餐之间，零食量不宜多，以不影响正餐食
欲为宜。进食零食前洗手，吃完漱口，睡前 30 分钟
内不吃零食。

选择零食应注意以下几点：

（1）优选奶制品、水果、蔬菜和坚果。

（2）少吃高盐、高糖、高脂及可能含反式脂肪酸的食品，如膨化食品、油炸
食品、糖果、甜点、冰激凌等。

（3）不喝或少喝含糖饮料。

（4）零食应新鲜、卫生、易消化。

（5）要特别注意儿童的进食安全，避免食用整粒豆类、坚果，防止食物呛入气
管发生意外，建议坚果和豆类食物磨成粉或打成糊食用。

以下零食应限制摄入：

果脯、果汁、果干、水果罐头。

含乳饮料、冷冻甜品类食物：冰激凌、雪糕等。

奶油、含糖饮料：碳酸饮料、果味饮料等。

膨化食品：薯片、虾条等。

油炸食品：油条、麻花、油炸土豆等。

奶油蛋糕。

咸鱼、香肠、腊肉、鱼肉罐头等。

烧烤类食品。

高盐坚果、糖渍坚果。

（二）合理安排幼童的零食与加餐

4 ~ 5 岁的孩子中，吃饱饭后，在吃下顿饭前完全不吃零食的孩子是少有的，
一般的孩子都要吃点零食，而且比吃正餐还高兴。为了小孩高兴，一个劲地给小孩
吃零食是不好的，这样主食就会减少，小孩的营养反而不足，或者会成为肥胖儿。
孩子加餐最好定时定量，一般在两顿饭之间为好，睡前也可给他们喝点酸奶或吃些

水果，但最好不要吃点心。

点心有一定的热量，应根据孩子的饮食情况供给，为的是防止孩子摄取热量过多而成为肥胖儿。爱吃饭而又身体肥胖的孩子应给予含热量少的零食，最好是水果、果汁、酸奶等。不爱吃饭的孩子，为补充糖分，可以给他们饼干、年糕片、蛋糕、面包、馒头等。厌恶鱼肉的孩子，可以喝牛奶等。

（三）纠正孩子随便吃零食的习惯

许多孩子都有不按时、不按顿吃饭的习惯，他们喜欢吃零食，特别是吃糖果、点心、各种甜食等，结果导致食欲减退，身体逐渐消瘦。父母都很清楚，给小孩吃食物的目的是供给他身体生长发育所必需的营养，一日三餐是为了让肠胃有规律地工作与休息，以便更好地蠕动食物，促进消化和吸收。如果小孩零食不离嘴，肠道总是在不停地工作，得不到休息，就会降低正常的功能，使一些消化食物的酶分泌减少，消化器官不能高效率地工作，结果造成消化不良。此外，吃零食还不易搞好饮食卫生，容易发生肝炎、痢疾等胃肠道疾病。

零食，尤其是奶糖和巧克力，含有较多的脂肪，吃后不容易消化。吃零食后，身体内的热量需要已经满足，没有饥饿感，吃饭不香，饭量不大，由于缺乏多种营养素，营养物质的比例失调，结果可造成体重减轻，体力下降，直接影响健康。因此，不要养成吃零食的坏习惯，除了在固定时间给孩子加两三次水果、糖和点心外，其余时间，特别是饭前，不要让孩子乱吃零食，要教育孩子培养按时按顿吃饭的习惯，以利于孩子的正常生长发育。

三、吃出健康

爱吃零食是小孩子的天性，选择健康零食应当成为爸爸妈妈的一项本领。其实，只要用心，日常生活中常见的食材就可以做出好吃又健康的零食来，其中，有些药食同源的食材制作的零食，还有防病治病的功效哦！

（一）健康零食

健康零食一：蛋酥卷

食材：红薯 100 克，黄油 100 克，细砂糖 80 克，鸡蛋 150 克，纯牛奶 45 克，低筋面粉 100 克。

做法：

（1）红薯洗净去皮切片后，放入蒸锅大火蒸至用筷子可轻松扎透。

（2）放入滤网，用勺子按压过滤后制成红薯泥。

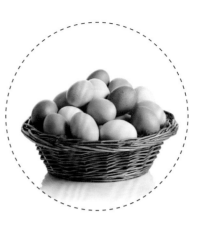

（3）红薯泥和黄油放入盆中搅拌后，倒入细砂糖，朝一个方向搅拌至混合均匀。

（4）将鸡蛋打散，分4次加入红薯泥混合物中。每次加入后都要完全搅匀，再加下一次。

（5）加入牛奶搅拌均匀。

（6）加入过筛的低筋面粉，用刮刀翻拌均匀后静置30分钟。

（7）开小火，将蛋卷模具的两面各加热1分钟，取20～25克面糊倒在模具上，立即合上盖子，把两面加热20～25秒，打开模具盖，弄一根筷子放在蛋饼上。

（8）迅速卷起，取出筷子，晾凉后放入保鲜盒中储存。

健康零食二：玫瑰绿豆糕

食材：脱皮绿豆150克，黄油33克，熟玉米油20克，细砂糖70克，水饴30克，玫瑰花瓣儿适量。

做法：

（1）脱皮绿豆洗净，倒入碗中，加水没过绿豆，浸泡24小时，在炎热的夏天，制作时要放入冰箱冷藏室内浸泡。

（2）将泡好的绿豆放入提前铺好蒸布的蒸锅内，将蒸布四角盖在绿豆表面，然后盖上锅盖。

（3）水开后转中火蒸60分钟，关火取出倒入碗中。

（4）用擀面杖和勺子将蒸好的绿豆边倒边压成绿豆沙。

（5）将绿豆沙倒入不粘锅中，加入细砂糖、熟玉米油和水饴。

（6）小火加热，用耐高温硅胶刮刀翻拌均匀。

（7）放入黄油，不停翻炒，直至黄油全部被吸收，绿豆沙成团。

（8）放入捏碎的玫瑰花瓣，用手揉匀。等分成25～30克/个的剂子。

（9）充分揉匀后，放入事先抹了熟油的模具中，按压紧实，压出即可。

健康零食三：芸豆卷

食材：白芸豆200克，红豆沙120克。

做法：

（1）白芸豆洗净，放入水中浸泡一晚。

（2）泡好的白芸豆剥去外皮，放入碗中，倒水没过白芸豆。

（3）盛有白芸豆的碗放入蒸锅，水开后转中火蒸1小时，关火取出。

（4）将碗里的水全部倒掉，趁热用擀面杖把白芸豆压成泥。

（5）用手将芸豆泥揉成团，放入小号保鲜袋中，擀成长方形的芸豆皮。

（6）剪开保鲜袋，将芸豆皮均匀地切成三份，取一份横放在保鲜膜上，两端各放一条约重10克的条状红豆沙。

（7）用芸豆皮卷住红豆沙，从两边一起往里卷。卷好后，接缝朝下，放在保鲜膜上，切成小块即可食用。

健康零食四：香酥薯片

食材：土豆1个，盐、鸡粉、辣椒粉、胡椒粉各一小撮，植物油400克。

做法：

（1）土豆洗净后削皮，切成薄片，越薄越好。

（2）土豆片放入碗中，用水冲洗掉附着在上面的淀粉。

（3）土豆片沥干水分，放入煮沸的水中，焯烫至土豆片变色时立即捞出，快速放入凉水中泡15秒。

（4）将土豆片捞出，沥干水分，放在晾网上晾干。

（5）锅中倒入400克植物油，中火加热至油温合适时，放入土豆片，炸至发黄，不再有油泡冒出，捞出。

（6）放在厨房纸上，吸去多余的油，撒上拌匀的调料即可。

健康零食五：红豆芋头糖水

食材：红豆、芋头各适量，白糖少许。

做法：

（1）红豆洗净，浸泡2小时，然后上屉蒸30分钟，备用；芋头去皮洗净，切成小块。

（2）汤锅置于火上，放适量水、红豆、芋头煮沸，大火再煮10分钟，关小火煮30分钟，加适量白糖调味即可。

（二）药膳零食

药膳零食一：茯苓饼

食材：茯苓、麦冬、糯米粉各50克，桂花10克，砂糖适量。

做法：

（1）茯苓、麦冬分别清洗干净，茯苓切片，和麦冬一并晒干后，用料理机研成粉末。

（2）将茯苓、麦冬粉及糯米粉放入大碗中，加桂花和砂糖，放适量水，揉成面团，用饼模压制成型，逐个放入蒸盘中。

（3）蒸锅内放入适量水，将做法（2）的蒸盘整个放入蒸架，盖上盖子隔水蒸15～20分钟，至成形后取出切块即可。

功效：健脾安心。

药膳零食二：栗子糯米糕

食材：糯米粉500克，栗子、核桃仁各60克，桂花15克，砂糖适量。

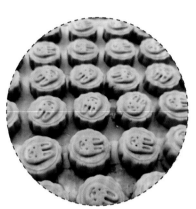

做法：

（1）核桃仁、栗子去壳、去衣。

（2）将栗子、核桃仁一并放入锅中煮软，捞出，沥干水分，放入研磨器中压成泥状。

（3）将糯米粉放入大碗中，加入适量开水调匀，放入栗子泥、核桃泥和适量砂糖，揉制成面团儿，用饼模压制成型，放入蒸盘，在表面均匀撒上桂花，小火隔水蒸制1～2小时即可。

功效：健脾益肾，补虚强骨。

药膳零食三：冰糖莲子

食材：莲子200克，豌豆25克，菠萝50克，冰糖150克。

做法：

（1）将莲子清洗干净，去皮，去莲子芯，放入碗内，加温水150克漫过莲子，放入蒸锅，以中火蒸约30分钟，至莲子软烂取出，倒出汤水，捞出莲子盛于汤碗内。

（2）鲜菠萝去梗、去皮，清洗干净，切成1厘米见方的小丁；豌豆淘洗干净。

（3）取一只干净的砂锅，中火烧热后，放入适量清水，再放入冰糖烧至沸腾。

（4）待冰糖完全融化后，加入豌豆、菠萝丁，煮至沸腾，连汤倒入盛莲子的汤碗内，待莲子浮于表面即可食用。

功效：清心润燥。

药膳零食四：脆香鸡内金薄饼

食材：面粉200克，鸡蛋1个，鸡内金5～8个，炒过的芝麻适量，盐（或糖）适量。

做法：

（1）将鸡内金研成粉末，越碎越好。

（2）凉水和面，和面过程中直接把芝麻、鸡内金粉、盐（或糖）都加进去。面要和得稍硬一点。

（3）把面揪成一个一个小剂子，剂子的大小和包饺子的剂子大小一样。

（4）用擀面杖擀开剂子，尽量擀薄。

（5）在平底锅上擦一层油，把薄饼摊进去，待薄饼上出现小泡，立刻翻面，再等 15 ~ 20 秒闻到香味即可。

功效：健胃消食。

第三节　边吃边看电视

一、你见过吗?

小青家孩子 3 岁，吃饭习惯一直不太好。孩子原本吃饭时就满场跑，必须要追着喂。最近宅在家里，天天看电视又养成了坏习惯，不看电视就不吃饭。

昨晚，小青家孩子又不好好吃饭，非要一边吃饭一边看动画片，吃了饭以后一直惦记着零食，各种"作"，爷爷奶奶都说要妥协，但是小青很坚持。

今天中午吃饭时，小青的孩子又闹了一阵。小青坚决把孩子抱上桌子，重复了一遍约定后，任凭孩子哭闹都不妥协，孩子后来自己用勺子吃完了饭。

很多时候，我们为了自己方便，会打开电视让孩子边看电视边吃饭，如果孩子不吃饭，还会威胁宝宝们："不吃饭，我就不给你看了。"你可知道，孩子边看电视边吃饭的危害有多少吗？

二、原来如此

纠正孩子边吃饭边看书、看电视的习惯

孩子在吃饭时，大脑的主要工作是支配好肠胃，把血液集中到胃肠道，加强胃肠道和营养素的供应，对食物进行消化和吸收。如果边吃饭边看书、看电视，大脑主管学习和记忆的区域，也需供给充分的氧气和营养素，这样流到胃肠道的血液量就减少了，流到大脑的血液也不足，结果看书记不住，还影响了胃肠道的功能和大脑的休息，造成记忆力减退，所以不能让孩子养成边吃东西边看书的坏习惯。

从中医的角度来说，也并不是吃得好就可以了，吃饭时的速度、环境、情绪都会对饮食的健康造成影响。

老祖宗讲究食宜"缓"，进食宜缓是指吃饭时应该从容缓和，细嚼慢咽。《养病庸言》中说："不论粥饭点心，皆宜嚼得极细咽下。"这样进食，既有利于各种消化液的分泌，食物易被消化、吸收，又能稳定情绪，避免急食暴食，保护胃肠。

古人还认为食宜"专"，所谓"食不语"及"食勿大言"，就是要人们在吃饭时专心致志。倘若进食时，头脑中仍思绪万千，或边看书报边吃饭，没有把注意力集中在饮食上，心不在"食"，就不会激起食欲，纳食不香，自然影响消化、吸收。

另外，食宜"乐"。安静、愉快的情绪有利于胃的消化，乐观的情绪和高兴的心情都可使食欲大增，这就是中医学中所说的肝疏泄畅达则脾胃健旺。反之，情绪不好，恼怒，则肝失条达，抑郁不疏，致使脾胃受其制约，影响食欲，妨碍消化功能。

因此，吃饭虽然看似简单，但若要吃得健康，良好的进餐习惯还是少不了的！

三、吃出健康——健脾药膳

药膳方一：茯苓山药粥

食材：糯米 50 克，山药、茯苓各 30 克，砂糖适量。

做法：

（1）将山药、茯苓分别淘洗干净，沥干水分后，放入料理机中打成碎末，糯米淘洗干净，用清水浸泡 30 分钟，捞出沥干水分备用。

（2）取一只砂锅，将糯米放入锅中，加入适量清水，大火煮沸后转小火熬煮 30 分钟，这期间注意搅拌，避免粘锅。

（3）煮至糯米开花，粥黏稠时，放入茯苓、山药粉末拌匀，继续用小火熬煮约 10 分钟，放入砂糖调味即可。

功效：健脾利湿，涩肠止泻。

药膳方二：黑米八宝粥

食材：黑米、粳米各 50 克，莲子、淮山药、薏米、芡实、茯苓各 15 克，党参、白术各 6 克，砂糖适量。

做法：

（1）莲子、淮山药、薏米、芡实、茯苓、党参、白术分别洗净，莲子去除莲子心，党参、白术放入纱布袋内封口备用。

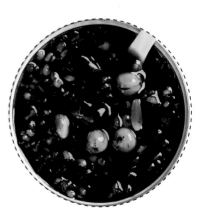

（2）粳米、黑米分别淘洗干净，提前用清水浸泡 2 小时，捞出沥干水分。

（3）取一只砂锅，将粳米、黑米和做法（1）中的五种食材及纱布袋放入锅中。

（4）加适量水，盖过所有材料。大火煮沸后转小火熬煮 1 小时 30 分钟，取出药材包，放入砂糖调匀，继续煮 10 分钟即可。

功效：健脾祛湿，益气安神。

药膳方三：莲子猪心粥

食材：猪心 1 个，粳米 100 克，莲子 30 克，金针菇 15 克，桂圆肉 4 颗，姜、盐各适量。

做法：

（1）莲子、桂圆肉、姜分别洗净，莲子去除莲子芯，姜切片；粳米淘洗干净，用水浸泡 30 分钟，捞出沥干水分。

（2）猪心去白膜，洗净，切成薄片，在清水中充分浸泡出血污，捞出后再次洗净。金针菇切去根部，洗净备用。

（3）取一只砂锅，将莲子、桂圆肉、粳米一并放入锅内，加入清水，漫过材料，大火煮沸后改用小火继续煮至粥稀烂。

（4）粥将成时，加入金针菇、姜片，继续煮 5 分钟后，放入猪心，中火煮至猪心熟透，粥黏稠，下盐调味即可。

功效：健脾益心，安神健脑。

药膳方四：双莲炖排骨

食材：猪排骨 1000 克，莲藕 500 克，莲子 30 克，姜、蒜、绍酒、麻油、冰糖、生抽、盐各适量。

做法：

（1）莲子、莲藕、姜、蒜分别洗净，莲子去芯，莲藕切滚刀块，姜、蒜拍块。

（2）猪排骨斩小段，放入清水中浸泡至血污完全渗出，取出沥干水分，盛入大碗中，放 1 勺绍酒、1 勺生抽，腌制 1 小时。

（3）烧热油锅，爆香姜、蒜，下冰糖炒至起泡，放排骨大火快速翻炒至发黄。

（4）倒入开水没过排骨，转中火焖煮 30 分钟，放入莲子、莲藕，小火炖煮 1 小时，放入盐、麻油，大火翻炒收汁即可。

功效：健脾补气。

药膳方五：虾仁莲子青豆

食材：鲜虾 200 克，莲子、青豆各 100 克，葱、姜、料酒、清汤、生粉、胡椒粉、盐各适量。

做法：

（1）莲子、青豆分别清洗干净，莲子用牙签去除莲子芯，葱、姜分别洗净，切成细末。

（2）鲜虾洗净，过沸水煮至变色，剥出虾仁，用牙签挑去虾线，放入碗中，加生粉、料酒、盐各适量，搅拌均匀，腌制 10 分钟。

（3）另取一只小碗，加入胡椒粉、生粉、清汤调匀，作为芡汁。

（4）莲子放入锅中，加适量水煮沸，放入青豆，待二者完全熟透，一并捞出沥水分。

（5）烧热油锅，爆香葱、姜末，放入虾仁，大火快速翻炒片刻，加入莲子、青豆翻炒 1 分钟后，下芡汁收汁即可。

功效：健脾益肾，滋阴润肺。

药膳方六：清补凉瘦肉汤

食材：瘦猪肉 250 克，莲子 50 克，鲜百合 30 克，葱、姜、盐各适量。

做法：

（1）莲子、鲜百合、葱、姜分别洗净，莲子去芯，鲜百合去根、刮净黄黑斑，掰成小块，放入温水中浸泡 15 分钟，捞出沥干。姜切片，葱切小段。

（2）猪瘦肉洗净，放入沸水中焯去油污，捞出沥干，切成 3 厘米见方的小块。

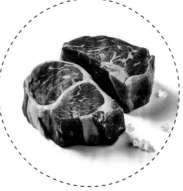

（3）取一只砂锅，将莲子、猪瘦肉、姜片一并放入锅内，加入适量清水漫过所有材料，大火煮沸后改小火煮 40 分钟，加入鲜百合，小火继续煮 15 分钟至材料熟透，撒葱花和盐调味即可。

功效：滋阴润燥，润肺益肾。

需要注意的是，大便干结难解或气滞腹胀者慎食莲子。莲子忌与牛奶同食，二者同食容易加重便秘。此外，孕妇慎食，请遵医嘱。

第四节　挑食的烦恼

一、你见过吗？

小倩家的孩子 5 岁了，体重却只有 30 斤左右，最让小倩头疼的还是孩子经常生病。小倩每天都绞尽脑汁地给孩子做饭，可孩子却一点儿也"不领情"，经常是这也不爱吃、那也不爱吃，吃菜的时候只挑肉，不吃青菜，菌类和豆制品也不喜欢吃，作为主食的大米、白面也只是吃一点点，倒是对那些五颜六色包装的零食很感兴趣。

小倩努力控制着孩子的零食，也不敢给他吃容易上火的东西，但还是避免不了经常生病，但凡气候有一点点变化，孩子不是感冒咳嗽，就是拉肚子。后来小倩咨询过医生才知道，这多半是孩子挑食、偏食引起的营养不均衡，导致体质下降，再加上本身孩子脾胃功能还不太完善，平时零食又吃得多，不利于消化，出现了积食的情况。

小倩很想知道，自己到底要怎样做才能改变孩子挑食、偏食的习惯，让孩子健康成长呢？

二、原来如此

（一）挑食、偏食影响孩子健康成长

身体生长发育需要营养，平时保持营养均衡，对于生长发育有益。出现挑食的现象，就会导致营养不良。蛋白质、脂肪、糖类、维生素及钙、铁、锌、硒、镁、铜、磷等微量元素缺乏，会影响生长发育，延缓神经的生长，导致体重减轻、生长发育停滞或不增加、肌肉萎缩、面黄肌瘦、皮肤干燥、毛发没有光泽，甚至出

现疾病状态，如缺铁性贫血或巨幼红细胞性贫血、低血糖、体温下降、脉搏缓慢、血压下降、易疲劳、乏力、佝偻病、各种感染等。

（二）纠正孩子挑食、偏食的习惯

肉类和鱼类一样，含有人体发育所需要的蛋白质和脂肪，孩子若长期缺乏肉类食物，便会失去所需的营养素，影响其正常生长发育，甚至引起疾病。故此，自小养成孩子不偏食、不挑食的习惯是非常重要的。

孩子不爱吃肉通常是父母造成的，有些父母本身不爱吃某种食物时，自然甚少购买该类食物，孩子也因模仿而讨厌这些食物。此外，孩子喜欢挑食或偏食时，父母不加以纠正，就会养成孩子拣饮择食的习惯。不过，烹调不佳往往是导致孩子不爱吃肉的主要原因。现如今许多父母都要外出工作，无暇料理家务，烹调方面更力求简单为主，所煮的饭菜款式有限，孩子吃多了便会胃口下降，尤其是肥腻的肉类，看到更不想再吃。

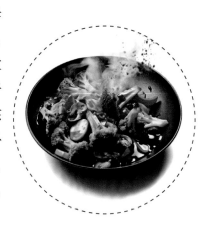

针对上述原因，母亲必须在烹调方面下点功夫，力求款式多样化，以提高孩子对肉类的兴趣，尽量做到下面几点：

（1）色样多种化。肉类的品种虽然不多，但可用切片、切粒、搅碎等形式去变通，令肉类的色样变化无穷，让孩子有新鲜感。

（2）烹调多变化。烹调的方式亦可每餐不同，例如煎、炒、炖、焖、煮、蒸等，让孩子尝到不同的味道。

（3）不同搭配。妈妈可参考一些烹调烹饪书籍，选取不同的蔬菜去搭配，例如番茄鸡蛋煮肉片、豆腐蒸碎肉、洋葱猪扒、青椒炒肉丝、腰果炒肉粒、西湖牛肉羹等，令菜式做到色、香、味俱全。

（4）少吃零食。在两顿饭之间不要让孩子吃太多的零食，特别是一些煎炸及甜品类食物，不然的话会影响孩子正餐时的胃口。

（三）当孩子出现挑食、偏食时，还应注意这一点

在民间有句老话，叫"嘴巴馋什么就是肚子里需要什么"。《黄帝内经》中也有记载："心欲苦，肺欲辛，肝欲酸，脾欲甘，肾欲咸，此五味之所合也。"也就是说，我们的五脏也有自己的喜好，从想吃的食物味道上就可以判断出脏腑哪里有了需求。

人的五脏各主其味：肝主酸，脾主甘，心主苦，肺主辛，肾主咸。有的时候，孩子偏爱某一种口味，可能就是身体想通过投五脏所好之味，来养一养某一已经出现虚损的脏腑。这时，孩子的"偏食"就要谨慎对待，适当满足了。

但需要注意的是，虽然五种不同的味道会让我们各个对应的脏腑觉得舒服，同时也会损伤其他的脏腑。五脏虽然依赖五味滋生，但总吃一类食物并不好。需要满足需求的同时也要掌握好这个度，学会用辩证的思维去滋养五脏，补足营养气血。

吃太多咸味食物，容易埋下心脑血管疾病的隐患，或者造成津液不足，总是口渴想喝水，但喝完不解渴的情况。

吃太多苦味食物，皮肤会变得粗糙，容易发质差，掉头发多；还会影响脾胃，出现胃脘胀满，恶心呕吐，消化不良。

吃太多辛味食物，筋脉会变紧，可能出现手足不由自主颤抖，尤其是把手悬空时、拉伸时酸痛明显，或者指甲干燥，也容易发生便秘，诱发口疮或痔疮等病。

吃太多酸味食物，容易胃疼、胃胀、反酸、拉肚子。

吃太多甜味食物，容易引起胃脘胀满不适、反酸，还容易加重身体的湿气，身体变胖、出油多、咳痰多，还会为孩子成年后糖尿病的发生埋下隐患。

《黄帝内经》中说："谨和五味，骨正筋柔，气血以流，腠理以密，如是则骨气以精，谨道如法，长有天命。"

身体健康就要谨和五味，营养均衡。体内很多必需的营养都无法自己合成，所以要吃得杂，尽量摄取更多的食物营养。

偏食和挑食都是不好的。健康的人，蔬菜、水果、禽蛋、奶类、细粮、肉类、粗粮都要吃。不要限制食物种类，品种越多，身体获取的营养就越全面、越健康。

三、吃出健康

要想宝宝吃饭不挑食，妈妈就要有把寻常蔬菜做得"不寻常"的手段；要想宝宝健康成长，饮食方面的调理就要安排起来。下面的儿童开胃食谱和儿童成长食谱说不定能帮到你。

（一）儿童开胃食谱

食谱一：猪肉包菜卷

食材：猪肉末 60 克，包菜 70 克，西红柿 75 克，洋葱 50 克，鸡蛋清 40 克，姜末少许，油、盐、水淀粉、生粉、番茄酱各适量。

做法：

（1）锅中水烧开，放入包菜煮至其变软，捞出修整齐待用。

（2）西红柿切碎，洋葱切丁，与肉末、姜末一起拌匀，加盐、水淀粉制成馅料，蛋清中加生粉拌匀待用。

（3）包菜放入适量馅料卷成卷，用蛋清封口制成生坯，放入蒸锅，中火蒸约20分钟。

（4）用油起锅，加入番茄酱，倒入清水快速拌匀，再淋入适量水淀粉，搅拌均匀，制成调味汁，浇在包菜卷上即可。

食谱二：三色饭团

食材：菠菜45克，胡萝卜35克，冷米饭90克，熟蛋黄25克。

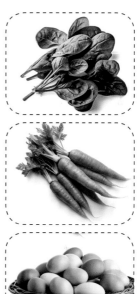

做法：

（1）熟蛋黄切碎，碾成末；洗净的胡萝卜切片，再切丝，改切成粒。

（2）锅中注入适量清水烧开，倒入洗净的菠菜，煮至变软，捞出菠菜，沥干水分，放凉待用。沸水锅中放入胡萝卜，焯煮一会儿，捞出胡萝卜，沥干水分待用。

（3）将放凉的菠菜切段待用，取一大碗，倒入米饭、菠菜、胡萝卜、蛋黄和匀，使其有黏性。

（4）将拌好的米饭制成几个大小均匀的饭团，放入盘中摆好即可。

食谱三：虾仁黄瓜炒豆腐

食材：虾仁200克，卤水豆腐150克，黄瓜50克，胡萝卜20克，鸡蛋2个，盐、干淀粉、水淀粉、食用油各适量。

做法：

（1）虾仁洗净，豆腐、黄瓜、胡萝卜均切块；鸡蛋打散，加入盐水、干淀粉拌匀，再加少许食用油搅成蛋糊。

（2）油锅烧热，将卤水豆腐挂匀蛋糊，下锅炸至外皮呈金黄色时捞起。

（3）锅底留油，下入做法（1）中的材料炒熟，用水淀粉勾芡，浇在豆腐上即可。

食谱四：黄瓜酿肉

食材：黄瓜 1 根，瘦肉 50 克，葱 1 根，蛋黄适量，盐少许。

做法：

（1）黄瓜去皮，切成约 4 厘米厚的片，去籽。

（2）葱切末，和剁碎的瘦肉拌匀，加入蛋黄、盐搅拌至有弹性。

（3）将肉馅塞入黄瓜中，放入蒸笼蒸约 25 分钟即可食用。

食谱五：蒜黄炒豆干

食材：蒜黄 250 克，豆干 200 克，胡萝卜 20 克，姜丝、香菜叶各少许，盐、鸡精、酱油、香油、油各适量。

做法：

（1）蒜黄洗净切段，胡萝卜切条，豆干切粗丝。

（2）净锅上火，水烧沸后焯烫豆干，捞起控干水分备用。

（3）油锅烧热，下入姜丝、蒜黄煸炒，放入豆干，调入盐、酱油、鸡精，下入胡萝卜条炒熟，撒上香菜叶，淋上香油即可。

食谱六：茄汁肉丸

食材：瘦肉 200 克，荸荠肉 30 克，盐、鸡粉、白糖、番茄酱、水淀粉、食用油各适量。

做法：

（1）洗好的荸荠肉切末。

（2）瘦肉放碗中，撒上少许盐、鸡粉，淋入水淀粉拌匀，倒入荸荠肉拌匀，搅散，摔打几下，使肉末起劲。

（3）食用油烧至四成熟，拌好的肉末分成小肉丸，下入锅中，搅动，小火炸约 1 分钟 30 秒，至食材熟透，捞出待用。

（4）锅底留油，放入番茄酱快速拌匀，撒上白糖，再倒入肉丸炒匀入味，淋上水淀粉勾芡盛出即可。

食谱七：淡奶香蕉糊

食材：香蕉 1 根，玉米面、配方奶各适量。

做法：

（1）香蕉去皮后捣碎备用；将适量玉米面、配方奶放入小锅内搅匀。

（2）小锅至火上加热，煮沸后改小火并不断搅拌，以防煳锅底和外溢。

（3）待玉米奶糊煮熟后，放入捣碎的香蕉调匀即可。

食谱八：虾仁炒鸡蛋

食材：虾仁 300 克，鸡蛋 3 个，豌豆 20 克，盐 1 小匙，淀粉 1 大匙，葱花、食用油各适量。

做法：

（1）2 个鸡蛋打入碗中，加适量盐及葱花搅匀备用。

（2）剩余鸡蛋取蛋清；虾仁挑去虾线，洗净沥干，放入碗中，加入淀粉、盐及蛋清腌一下；豌豆洗净备用。

（3）油锅烧热，放虾仁及豌豆炒至半熟盛出，锅底留油，加蛋液炒至半熟后，加虾仁、豌豆炒熟即可。

食谱九：田园小炒

食材：西芹 50 克，鲜蘑菇、鲜草菇各 100 克，小西红柿、胡萝卜各 50 克，盐、食用油各适量。

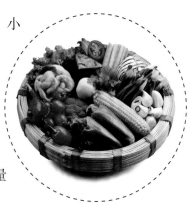

做法：

（1）西芹去老筋后洗净，斜切成段。

（2）鲜蘑菇、鲜草菇、小西红柿洗净后切片备用，胡萝卜去皮洗净切片备用。

（3）将切好的所有材料放入热油锅中，加适量盐、清水，翻炒一下，加盖用大火焖 2 分钟即可。

食谱十：牛奶玉米汤

食材：玉米粒 200 克，面粉适量，牛奶适量。

做法：

（1）将 3 碗水倒入汤锅内，烧开后下入牛奶、玉米粒煮开。

（2）面粉调水加入锅内煮开即可。

食谱十一：蓝莓山药泥

食材：山药 200 克，蓝莓酱 30 克，白醋适量。

做法：

（1）将去皮洗净的山药切成块。

（2）把山药浸入清水中，加少许白醋搅拌均匀后去除黏液，将山药捞出装盘备用。

（3）把山药放入烧开的蒸锅中，盖上盖用中火蒸 20 分钟至熟，揭盖，把蒸熟的山药取出。

（4）把山药倒入大碗中，先用勺子压烂，再捣成泥，取一个干净的碗，放入山药泥，再放入适量蓝莓酱即可。

（二）儿童成长食谱

食谱一：黄豆芝麻煲脊骨汤

食材：猪脊骨 300 克，黄豆 50 克，黑芝麻 6 克，姜、料酒、盐、醋各适量。

做法：

（1）将猪脊骨斩块，焯烫洗净，黄豆用温水泡 2 小时，黑芝麻炒香，姜切片。

（2）猪脊骨、黄豆和姜片放入砂锅中，加适量水和料酒，大火煮沸后转小火煲 2 小时，加盐和醋调味，最后撒上黑芝麻即可。

（3）连汤带肉一起食用。

这道食谱中的猪脊骨中含有大量骨髓，能及时补充人体所必需的骨胶原等物质，增强骨髓造血功能，有助于骨骼的生长发育；黄豆富含蛋白质，黑芝麻的补钙效果好。

食谱二：素烧三宝

食材：山药 50 克，胡萝卜 50 克，莴笋 50 克，蒜、盐、食用油各适量。

做法：

（1）山药、胡萝卜、莴笋分别去皮洗净，切块，蒜剥好洗净切片。

（2）锅置火上，放油烧热，加蒜爆香，再放入山药块、胡萝卜块和莴笋块炒一会儿，再放入盐调味即可。

莴笋不仅好吃，而且含有丰富的磷与钙，有促进骨骼发育、促进牙齿生长及预防佝偻病的作用。胡萝卜中含有胡萝卜素，儿童多吃可养肝明目，并且能预防夜盲症，增强免疫力，但皮肤病患者应少吃。

食谱三：山药五彩虾

食材：山药 50 克，大虾 100 克，胡萝卜 30 克，柿子椒 20 克，盐、食用油各适量。

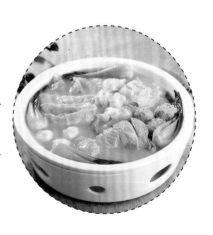

做法：

（1）将胡萝卜、山药去皮洗净切成条，柿子椒洗净切条，大虾去虾线，洗净备用。

（2）热锅放油，先放入胡萝卜、山药、柿子椒翻炒一下，再加入大虾同炒，最后放盐翻炒均匀，盛出即可。

儿童吃大虾有益处，一是可以促进脑细胞发育，虾含有丰富的氨基酸，对儿童脑细胞的发育和滋养有很好的效果。二是可增强免疫力，虾中丰富的氨基酸易被吸收，具有补充营养、增强免疫力的作用。

需要注意的是，虾虽好吃，但也不能多吃，每天吃 100 克左右就够了。吃虾时也要注意不能和葡萄、石榴、山楂、柿子等含有鞣酸的水果同食，因为鞣酸会和钙离子结合，刺激肠胃，从而出现恶心、呕吐、腹痛等症状。

食谱四：黑芝麻核桃仁粥

食材：黑芝麻 20 克，核桃仁 30 克，大米 100 克，白糖适量。

做法：

（1）黑芝麻和核桃仁分别洗净，大米洗净，浸泡 30 分钟。

（2）锅内放入大米和适量水，大火煮沸后改小火放入核桃仁和黑芝麻，小火将粥煮至略稠，加白糖调味即可。

核桃含有丰富的 B 族维生素和维生素 E，有助于恢复精神和体力，还有健脑补脑的功效，是补脑食品的首选，也是很多家长给孩子的必备营养品之一。

第五节　改善食欲的方法

一、你见过吗？

从小到大，元元一直是一个健康的孩子，但最近他经常感到口干舌燥、食欲减退，还出现了便秘的症状。元元的父母发现他食量较以前减少了不少，而且即使吃了饭也没有精神，注意力也不集中。

元元的妈妈对此非常担心，带着元元去看了中医，经过详细的诊断，医生告诉元元妈妈，元元的"食欲减退"和一系列其他症状都是因为脾胃不调导致的，建议进行中医调理治疗。

于是，元元的妈妈听从医生的建议，从饮食入手，给他准备了容易消化的较清淡的饮食，同时控制零食的摄入量，用应季的水果和蔬菜代替零食，并经常带他到户外运动，保持良好的作息和心情。

在接下来的几个星期里，元元的情况得到了很大的改善，他不再感到口干舌燥、便秘等不适，他的注意力也得到了明显的提升，终于又变成了那个"吃嘛嘛香"的元元。

二、原来如此

（一）哪些情况会造成孩子食欲减退？

"食欲"是一种想要进食的生理需求。一旦这种需求低落，甚至消失，对食物无欲望或欲望很低，出现未进食就感觉腹饱的状态，称为食欲减退。

长期的食欲减退、饮食减少称为厌食，会造成营养物质缺乏，从而影响儿童的正常生长发育。为此，家长应该尽早发现，及时纠正儿童出现的食欲减退。

1. 哪些原因能导致孩子食欲减退呢 任何疾病都可以使婴幼儿失去胃口。一旦罹患的疾病治愈，胃口也会恢复。

患病时治疗用的药物也会使婴幼儿失去胃口，如所有的抗生素、止痛剂、阿司匹林等，这些药物在治疗疾病的同时也抑制了食欲。

值得强调的是，长期过多服用维生素，尤其是滥用维生素 A 和维生素 D，会使消化液分泌减少、消化酶活性降低而出现食欲减退。

喂养不当会影响宝宝的食欲。

2 ～ 6 岁是养成良好饮食习惯的关键期，宝宝容易养成偏食和挑食、进食不专心、用餐时间过长等不良饮食习惯，从而导致进食量减少，进而容易引起消化吸收紊乱、营养不良等问题。

2. 以下四点需要家长在喂养孩子时谨慎避开

（1）辅食添加过晚。不少幼儿在 1 ～ 1.5 岁还是以乳类为主食，没有及时培养对其他食物的兴趣，阻碍了幼儿味觉的发展，从而影响了食欲，造成体重减轻，甚至发生贫血及其他营养缺乏，影响生长发育。

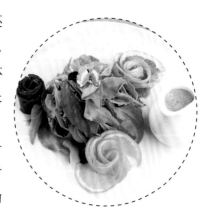

（2）过多摄入甜食。摄入甜食过多会使血糖升高，抑制大脑摄食中枢，感觉饱腹，到了吃饭的时间就会食欲减退。因此，过多摄入甜食会干扰婴幼儿进食的规律性和合理性。

（3）晚饭过量，早饭不吃。部分孩子白天在幼儿园或学校吃得少，晚上回到家里吃得多，出现晚饭过量，早饭不吃的现象。

这不仅会加重孩子晚间睡眠的负担，还会影响其消化系统、内分泌系统，久而久之会影响发育。

不吃早饭还容易使孩子白天上课没有精神，注意力不集中，贪睡，影响学习。

（4）孩子长期偏食，尤其是不愿吃绿叶蔬菜、瘦肉、猪肝等，可引起体内各种微量元素缺乏，从而导致胃口不好。如果锌缺乏，儿童会出现食欲减退。

此外，父母在孩子进食时表现出过分"关心"，餐桌上喋喋不休地劝孩子多吃，把大量的鱼、肉、虾、蟹等不停地夹在孩子的饭碗里，这样会使孩子产生极大的压力或消极情绪，使孩子无法感受到吃饭是一个愉快的体验，对进食产生厌恶感，因而拒绝进食。

惊吓或精神刺激会影响儿童的情绪，时常出现烦躁不宁、情绪波动，或睡眠不安、多梦惊叫等状况，这些均可导致食欲减退。

环境的改变也可引起厌食，如儿童因病住院。学习负担过重，精神紧张，或其他情绪变化也会导致食欲减退。夏季天气过热，湿度过高，也是影响食欲的原因。

（二）促进孩子食欲的方法

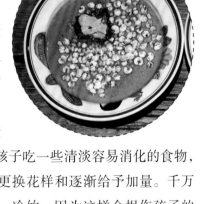

有的父母常为孩子不爱吃饭而发愁，尤其是夏天天热，孩子食欲不好，面色发黄、消瘦、哭闹，并经常为此领孩子到医院请医生诊查，但往往查不出什么大毛病。孩子不爱吃饭的原因很多，但多数是由于偏食、吃零食、过度疲劳、贪玩、精神因素等，造成胃肠功能紊乱而影响食欲。

当发现孩子不爱吃饭时，父母一定要耐心查找原因，及时予以消除。然后从少量开始，逐渐给孩子吃一些清淡容易消化的食物，如绿豆粥、小米粥等，并要随着孩子的兴趣经常更换花样和逐渐给予加量。千万不要在孩子不爱吃饭的时候，让孩子吃一些糖果、冷饮，因为这样会损伤孩子的脾胃，使孩子的食欲更低下。也不要强迫孩子吃饭，或吃那些自认为营养价值高而难以消化的食物，如肉类等，否则也会影响孩子的食欲。可给孩子吃一些助消化的食物或药膳。另外，父母要勤于改变饭菜的花样，合理选择食谱，努力促进孩子的食欲。

三、吃出健康

2～5岁儿童容易罹患小儿厌食症、龋齿和遗尿等疾病，在这些疾病的治疗和调理过程中，膳食也起到了非常重要的作用。

（一）小儿厌食症

小儿厌食症是指以小儿（主要是3～6岁儿童）较长期食欲减退或食欲缺乏为主的症状。通俗的理解就是食欲好的孩子，视进食为乐事，到时间就想进餐。食欲不好的孩子，厌倦进食，视进食为负担，即使色、香、味均好的美食，也没有兴趣，这种饮食状态就叫厌食。如果厌食持续时间较长，就会影响儿童身高、体重的正常增长。下面的药膳方可以作为厌食症的辅助治疗。

药膳方一：橘皮粥

食材：橘皮15克，粳米5克，葱花3克。

做法：

（1）橘皮研为细末。

（2）粳米加水煮粥。

（3）粥熟时投入橘皮末稍煮，撒上葱花即可。

功效：橘皮可理气健脾、燥湿化痰，能治疗由脾胃气滞所导致的厌食，与粳米一同煮粥，有顺气健脾、化痰止咳的功效。对脾胃气滞、脘腹胀满、消化不良、食欲减退、恶心呕吐、胸膈满闷等症有良好的疗效。

药膳方二：香菜大米粥

食材：鲜香菜少许，大米90克，红糖5克。

做法：

（1）大米洗净，香菜洗净，切成细末。

（2）锅置火上，注入清水，放入大米，用大火煮至米粒绽开。

（3）放入香菜，改用小火煮至粥浓稠后，加入红糖调味即可食用。

功效：香菜能健脾开胃，粳米有补中益气、健脾养胃、益精强智、和五脏、通血脉、聪耳明目的功效。香菜与大米煮粥，有开胃的效果。

药膳方三：毛豆糙米粥

食材：毛豆仁30克，糙米80克，盐2克。

做法：

（1）糙米泡发洗净，毛豆仁洗净。

（2）锅置火上，倒入清水，放入糙米、毛豆煮开。

（3）待煮至浓稠状时，加入盐拌匀即可。

功效：毛豆能健脾宽中、润燥消水、清热解毒、益气。糙米中含有大量的纤维素，有减肥、降低胆固醇、通便等功能，有改善肠胃功能、净化血液、预防便秘、减肥及排毒等作用。

药膳方四：鲜藕雪梨粥

食材：莲藕、红枣、雪梨各20克，大米80克，蜂蜜适量。

做法：

（1）雪梨去皮、洗净、切片，红枣去核、洗净，莲藕洗净、切片，大米洗净备用。

（2）锅置火上，放入水、大米，煮至米粒绽开，放入雪梨、红枣、莲藕。

（3）用小火煮至粥成，调入蜂蜜即可。

功效：莲藕能清热凉血、通便止泻、健脾开胃。雪梨能够促进食欲、帮助消化，并有利尿通便和解热的作用，可用于高热时补充水分和营养。煮熟的雪梨有助于肾脏排泄尿酸和预防痛风、风湿性关节炎，此粥亦适合小儿厌食症。

药膳方五：菠萝麦仁粥

食材：菠萝30克，麦仁80克，白糖12克，葱少许。

做法：

（1）菠萝去皮、洗净、切块，浸泡在淡盐水中，麦仁洗净，葱切碎。

（2）锅置火上，倒入清水，放入麦仁煮至熟，放入菠萝同煮。

（3）改用小火煮至浓稠，调入白糖，撒上葱花即可。

功效：菠萝营养丰富，可以清热解暑、生津止渴，可用于治疗消化不良、小便不利、头晕眼花等症。麦仁含有丰富的糖类、蛋白质、维生素和矿物质，有养心、益肾、健脾的功效。

（二）龋齿

龋齿是牙齿骨组织逐渐被破坏而造成的一种疾病。儿童容易发生龋齿主要是因为口腔不洁。另外，儿童营养状况不好，牙齿缺乏钙质，牙齿结构疏松，也容易形成龋齿。

龋齿继续发展可形成龋洞，其最终结果是牙齿丧失。另外，龋齿还可继发牙髓炎和颌骨炎症，继续发展可致关节炎、心内膜炎、慢性肾炎等。患儿因不敢咬硬的东西，会造成恒牙、颌骨发育差，而且乳牙过早缺失可引起恒牙错位萌出或埋伏阻生，形成牙列拥挤畸形。如果单侧乳牙龋坏，偏侧咀嚼会造成面部的发育不对称。

如何避免患病呢？

（1）按时添加辅食，多给宝宝吃粗糙、质硬和含纤维素较多的食物，这对牙面有摩擦保洁的作用，可减少食物残渣的堆积。

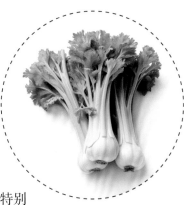

（2）教育孩子少吃零食，尤其是糖果，睡前绝对禁止吃东西。

（3）让孩子养成早晚刷牙、饭后漱口的好习惯，特别是睡前刷牙更加重要。三岁以上的儿童即可练习刷牙，选择合适的牙刷和牙膏，要竖刷，不要横刷，即上牙向下刷，下牙向上刷，里里外外都要刷到。

（4）常规服用维生素 D 和钙制剂。

（5）父母应定期查看宝宝的牙齿，有条件的家庭最好半年带孩子检查一次。

（三）小儿遗尿

小儿遗尿是指 3 岁后小儿不能自主排尿，常发生于夜间熟睡时，多为梦中排尿，尿后并不觉醒。

中医认为遗尿为脏腑虚寒所致，如肾与膀胱气虚而导致下焦虚寒，不能约束小便，或者上焦肺虚、中焦脾虚而成脾肺两虚，固摄不能，小便自遗。除虚寒外，还有挟热的一面，肝经郁热，火热夹湿，内迫膀胱，也可导致遗尿。

药膳方一：桂圆莲子羹

食材：桂圆肉 20 克，枸杞子 10 克，莲子 50 克，白糖 10 克。

做法：

（1）将莲子洗净，泡发，枸杞子、桂圆肉均洗净，枸杞子泡发备用。

（2）锅置火上，注入适量清水后放入莲子，熬煮 30 分钟后，加入枸杞子、桂圆肉。

（3）煮熟后放入白糖调味，即可食用。

功效：本品能补血养心、安神除烦、涩精固泻。

药膳方二：玉竹茶

食材：玉竹 5 克，冷水 800 毫升，白糖适量。

做法：

（1）将玉竹洗去浮尘，备用。

（2）锅置旺火上，加入冷水烧开。

（3）将玉竹放进杯中，加开水冲泡。

（4）可依据个人口味加上少许白糖调味，可代茶饮用。

功效：补阴益肾、生津止咳，适用于体质虚弱、肾气不固引起的遗尿。

药膳方三：白果莲子乌鸡汤

食材：白果30克，莲子50克，乌鸡腿1只，盐5克。

做法：

（1）鸡腿洗净、剁块，焯烫后捞出冲净，白果、莲子洗净。

（2）将鸡腿放入锅中，加水至没过材料，以大火煮开，转小火煮20分钟。

（3）加入莲子，继续煮15分钟，再加入白果煮开，最后加盐调味即可。

功效：滋阴补肾、缩尿固精、健脾养胃。可用于小儿遗尿等症。

药膳方四：四味猪肚汤

食材：益智仁10克，芡实30克，淮山、去芯莲子各20克，猪肚1具，盐适量。

做法：

（1）将猪肚洗净、切块。益智仁、芡实、淮山、莲子冲洗干净。

（2）锅中加水，放入猪肚、益智仁、芡实、淮山、莲子，文火炖煮。

（3）加盐调味即可。

功效：补益脾肾，缩尿止遗。可用于因脾肾虚弱引起的遗尿、泄泻、盗汗、自汗等症。

药膳方五：薏苡仁猪小肠汤

食材：薏苡仁20克，猪小肠120克，米酒5毫升。

做法：

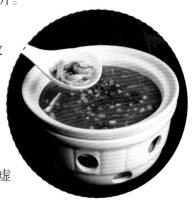

（1）薏苡仁洗净，用热水泡1小时。猪小肠放入开水中焯烫至熟，切小段。

（2）将猪小肠、500毫升水、薏苡仁放入锅中煮沸，转中火煮30分钟。

（3）食用时倒入米酒即成。

功效：健脾渗湿、除痹止泻，对寒湿痹痛、脾虚泄泻有食疗作用。

第四章

6～18岁孩子
应该怎么吃

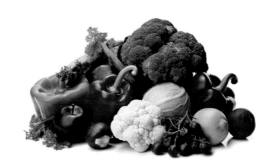

6岁儿童进入学校教育的阶段，生长发育迅速，两性特征逐步显现，学习和运动量大，对能量和营养素的需要相对高于成年人。

学龄儿童生理、心理发展逐步成熟，膳食模式已经成人化，充足的营养是他们正常生长发育乃至一生健康的物质保障。健康饮食行为、运动爱好等仍需要加强引导，培养和逐步完善。

家庭、学校和社会要积极开展饮食教育，营造支持性健康食物环境，共同培养儿童健康的生活方式，保证他们的健康成长。

《中国学龄儿童膳食指南（2022）》的五条核心推荐为：

- ➲ 主动参与食物选择和制作，提高营养素养。
- ➲ 吃好早餐，合理选择零食，培养健康饮食行为。
- ➲ 天天喝奶，足量饮水，不喝含糖饮料，禁止饮酒。
- ➲ 多户外活动，少视屏时间，每天60分钟以上的中高强度身体活动。
- ➲ 定期监测体格发育，保持体重适宜增长。

第一节　养成好的饮食习惯

一、你见过吗?

你家的孩子早晨赖床吗？你家的孩子早晨按时吃早饭吗？

每天早晨起来，人们的食欲都是比较低的，成人了解不吃早餐的危害，即使没胃口也会吃一些，但是孩子自控能力弱，在不想吃的时候，就会拒绝吃早餐，时间长了就会变成习惯。

元元就是一个"不爱吃早饭"的孩子。

元元上小学二年级，每天都会熬夜到很晚才睡觉，有的时候是写作业磨磨蹭蹭，很久都写不完；有的时候是放学后和小伙伴玩到九点多才回家，磨蹭磨蹭就到了十点多钟。天天晚睡的元元自然早晨醒不过来，每天都是妈妈喊过一遍又一遍，才慢吞吞地从被窝里爬起来，不情不愿地穿衣服，这样导致的后果就是早饭没有时间吃。

时间久了，元元就养成了不好好吃早餐的习惯，就算是时间来得及，他面对妈妈精心做好的早饭也是置之不理，无论叫他多少遍都无动于衷，上学时间到了，有时拿起一袋方便面就当了早饭，或者干脆在学校门口的小摊上买些烤肠、辣条做早餐。

久而久之，元元的营养跟不上、上课容易分心、反应迟钝、学习成绩差，还小小年纪就得了胃病，造成的坏处和影响极大，元元的妈妈为此十分头痛。

二、原来如此

（一）学龄儿童膳食指南

学龄儿童正处于生长发育阶段，对能量和营养素的需要量相对高于成年人。全面、充足的营养是其正常生长发育，乃至一生健康的物质保障。学龄期也是建立健康信念和形成健康饮食行为的关键时期。

1. **主动参与食物选择和制作，提高营养素养**　学龄儿童处于获取知识、建立信念和形成行为的关键时期，家庭、学校和社会等因素在其中起着至关重要的作用。营养素养与膳食营养摄入及健康状况密切相关。

学龄儿童应主动学习营养健康知识，建立为自己的健康和行为负责的信念，主动参与食物选择和制作，并逐步掌握相关技能。

家庭、学校和社会应构建健康食物环境，帮助他们提高营养素养、养成健康饮食行为、做出正确营养决策、维护和促进自身营养与健康。

2. **吃好早餐，合理选择零食，培养健康饮食行为**　一日三餐、定时定量、规律饮食是保证学龄儿童健康成长的基础。应每天吃早餐，并吃好早餐，早餐食物应包括谷薯类、蔬菜、水果、奶、动物性食物、豆、坚果等食物中的三类及以上。

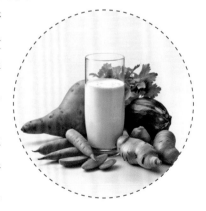

适量选择营养丰富的食物做零食。在外就餐时要注意合理搭配，少吃高盐、高糖和高脂菜肴。做到清淡饮食、不挑食偏食、不暴饮暴食，养成健康饮食行为。

3. **天天喝奶，足量饮水，不喝含糖饮料，禁止饮酒**　奶制品营养丰富，是钙和优质蛋白质的良好来源。足量饮水是机体健康的基本保障，有助于维持身体活动和认知能力。

学龄儿童应每天至少摄入 300 毫升液态奶或相当量的奶制品，要足量饮水，少量多次，首选白开水。

饮酒有害健康，常喝含糖饮料会增加患龋齿、肥胖症的风险。学龄儿童正处于生长发育阶段，应禁止饮酒及含酒精饮料，应不喝含糖饮料，更不能用含糖饮料代替白开水。

4. 多户外活动，少视屏时间，每天 60 分钟以上的中高强度身体活动　积极规律的身体活动、充足的睡眠有利于学龄儿童的正常生长发育和健康。学龄儿童应每天累计进行至少 60 分钟的中高强度身体活动，以全身有氧活动为主，其中每周至少 3 天的高强度身体活动。

身体活动要多样，其中包括每周 3 天增强肌肉力量和 /（或）骨健康的运动，至少掌握一项运动技能。

多在户外活动，每天的视屏时间应限制在 2 小时内，保证充足睡眠。家庭、学校和社会应为学龄儿童创造积极的身体活动环境。

5. 定期监测体格发育，保持体重适宜增长　营养不足和超重肥胖都会影响儿童生长发育和健康。学龄儿童应树立科学的健康观，正确认识自己的体型，定期测量身高体重，通过合理膳食和充足的身体活动，保证适宜的体重增长，预防营养不良和超重肥胖。

对于已经超重肥胖的儿童，应在保证体重随年龄、身高增长而适宜增长的基础上，控制总能量摄入，逐步增加身体活动时间、频率和强度。家庭、学校和社会应共同参与儿童肥胖防控。

（二）小儿暴饮暴食的害处

父母应该合理安排孩子每天吃饭的次数、时间和食量，切勿暴饮暴食。所谓暴食，就是指一次吃的量太多，超过了正常胃容量，因为遇到特别喜爱吃的食物时，孩子就会猛吃一顿。这样在短时间内有大量食物进入胃肠，消化液供不应求，就会造成消化不良。吃的量太多，使胃失去了蠕动能力，机械性膨胀，可造成胃下垂或急性扩张，也可因胃肠道血液大量集中，脑、心脏等重要脏器缺血、缺氧，而感到困倦无力，也可使胰腺的负担加重而发生胰腺炎。

所谓暴饮，就是在短时间内喝大量的水，可导致胃急性扩张，并冲淡胃液，同时大量的水分可于短时间内进入血液及组织内而致水肿。若引起脑水肿则是相当危险的。因此，不能让小儿暴饮暴食，否则不利于孩子的生长发育。

不能忽视小儿的早餐。

在有的家庭中，由于生活习惯的缘故，父母不仅自己不重视吃早餐，对孩子的早餐也往往不重视，常常一碗稀饭、一个面包和馒头，让他们随便吃一点儿就算了，这种习惯对小儿的健康成长和发育肯定是有害的。

早餐在小儿的营养素中，应该占一天所需营养物质的1/3以上，而且早餐不仅应当有糖类——馒头、面条、粥等，还应该有牛奶或鸡蛋等高蛋白质的食物。具有足够的热量和蛋白质的早餐才是幼儿最需要的早餐。因为上午幼儿的体能消耗量最高，前一天晚饭所摄入的营养素已基本消耗完，故应及时补充各种营养素。如果小儿吃得少和营养差，那么全日所需要的营养素必然受到影响，时间长了就会造成孩子的营养不良、生长发育迟缓、抵抗力下降，从而引起各种疾病。因此，小儿早餐不容忽视。

（三）纠正孩子喜吃汤泡饭的习惯

有些父母喜欢用汤或开水泡饭吃，这种不良的习惯也会逐渐影响到孩子，结果造成对孩子健康的危害。

汤泡饭不同于浓汤或者米粥，后两者虽然也是固体食材与汤水相混合，但通过一系列的烹调过程已经达到了水米（食）交融的程度，有助于脾胃的消化吸收。

然而汤泡饭是直接将做熟的米饭中混入汤汁或开水，并没有使两种食物浑然一体，这种情况下，如果汤水很多的话，会把胃液冲得很淡，不利于食物在胃肠道的消化。而且，小儿吃饭容易狼吞虎咽，咀嚼不仔细，汤水可以起到润滑的作用，更容易使未经嚼烂的食物顺水直接滑进胃里，反而会增加胃的负担，增加了患胃病的机会。

此外，一般的吃饭、喝汤同吃汤泡饭也是不一样的。吃饭喝汤并不是饭菜和汤水一起咽下，而是先将嚼烂的饭菜吞咽下去，然后再喝汤水。这对于润滑食管、刺激胃液分泌有好处。

因此，孩子不应有用汤泡饭的进食习惯。

三、吃出健康

现在的孩子，无论小学生还是中学生，课业负担都是很重的，每天不仅要在学校学习，回到家要做功课，周末和寒暑假还要参加各种补习班、兴趣班，真的非常辛苦。而且，这些孩子正处于生长发育的高峰期，身体对各种营养物质的需求都比较多。

作为家长，除了关注孩子的学习，也要多关注孩子的营养，精心搭配好一日三餐，才能保证孩子获得充足的营养。孩子学习，对脑力的消耗也是很大的，所以要格外注意补脑，保证他们有充足的脑力。

有些家长认为给孩子补脑，就要多吃大鱼大肉，这种想法是不正确的。因为孩子脏腑娇嫩，脾胃的消化与吸收功能都比成人弱，油腻的食物会增加孩子的肠胃负担，营养不吸收是起不到补养作用的。而且孩子肉类吃多了，主食肯定会减少，而学习消耗的能量实际上来自大米、面粉等富含碳水化合物的食物。因此，给孩子补身体不要用太多鱼、肉，而煲汤给孩子喝是比较好的方式，既补充了营养，又不会伤其脾胃。

下面介绍几道适合给孩子做的食谱。

食谱一：莲子猪心汤

食材：猪心 1/3 个，莲子 20 克，红枣干 5 枚，干桂圆肉 5 颗，大葱、姜、酱油、盐、香油、植物油各适量。

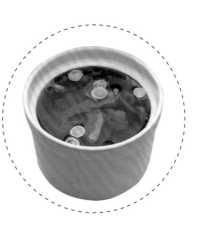

做法：

（1）将猪心洗净，除去血管内的积血，切成小块，莲子去芯，红枣、桂圆洗净备用。

（2）锅里放植物油烧热，将葱、姜爆香，加酱油、盐及适量清水，放入猪心、莲子、桂圆肉、红枣，大火烧沸，小火煮至莲子酥软。

（3）出锅前淋入少许香油即可。

功效：这道汤能益智安神、补血养心，不仅适合孩子，也是很适合经常用脑者，对心神不宁、健忘、记忆力衰退等也有一定的预防和缓解作用。

食谱二：冬瓜虾仁汤

食材：冬瓜 300 克，大虾 200 克，葱花、料酒、盐各适量。

做法：

（1）冬瓜去皮，切片备用；大虾剥壳，去头尾，去虾线，撒上少许盐和料酒，腌入味。

（2）将冬瓜放入锅中，加水煮10分钟，倒入大虾，待大虾变红后调味，撒上葱花即可。

功效：此汤可以为身体补充蛋白质，增强体质，也能缓解因脑力不足导致的头晕目眩等症。

食谱三：鳝鱼猪肝汤

食材：鳝鱼1条，猪肝100克，葱、姜、香菜、盐、胡椒粉、香油、料酒、淀粉各适量。

做法：

（1）将鳝鱼去头、去内脏，洗净，切段，用纱布袋装好并扎好口，放进锅内，大火烧开，撇去浮沫，加入姜片、葱段、料酒，小火煮1个小时。

（2）煮鳝鱼汤的同时处理猪肝，将新鲜的猪肝用流水冲掉血水，再切成薄薄的片，然后用水泡半个小时，最后用干淀粉抓匀。葱、香菜切碎备用。

（3）将煲好的鳝鱼汤内放入猪肝打散，加盐、胡椒粉调匀，待猪肝变色后关火，撒上葱花、香菜，滴入几滴香油即可。

功效：鳝鱼可以为大脑提供丰富的卵磷脂和DHA，还含有维生素A，对保护视力很有好处。猪肝有养血明目的作用，有益肝脏健康。这道汤可补脑益智，很适合考前备战补养之用。

食谱四：木瓜黄豆猪脚汤

食材：木瓜1个，猪脚1只，黄豆30克，葱、姜、料酒各适量。

做法：

（1）将猪脚放入冷水锅中，煮沸后捞出，冲洗干净；木瓜去皮、去籽，切成块。

（2）锅内放适量水煮沸，放入葱、姜、料酒，将黄豆和猪脚放进去炖2小时。

（3）加入木瓜块，再炖半小时，加盐调味即可。

功效：这道汤健脾开胃、强身健体。黄豆富含铁质，且容易被人体吸收利用，对预防缺铁性贫血十分有益。黄豆也是很好的磷来源，磷对大脑神经十分有利，其优质蛋白质更是孩子成长不可或缺的重要营养素。木瓜富含碳水化合物、蛋白质、脂肪、多种维生素及人体必需的氨基酸，可有效增强机体的抗病能力。猪脚对于骨骼生长很有益处。

第二节　保护视力很重要

一、你见过吗?

小清原本是个开朗健康的小姑娘,可自从她上了四年级,就发现自己有一些看不清黑板上的东西,但她并没有意识到近视的严重性,没有在意,自然也没有告诉父母。

到了五年级,小清的近视加重了,黑板都看不清了,于是鼓足勇气,把自己近视的事情告诉了妈妈,然而妈妈却并不理解,认为她是羡慕别人戴着眼镜才故意这么说的,更没有带她去验光检查。

小清近视以后,写字姿势总是不正确,妈妈过来纠正她的坐姿,可是不到半分钟,又恢复原样。看书也是的,发现了好看的书,不管光线如何,一律躺床上,慢慢看。

就这样,在一片模糊的世界里,小清升入了六年级。在上学的路上,她遇到了一位很熟的阿姨,连忙打招呼,以示礼貌,然而听到打招呼的阿姨却在四处张望着,似乎不知道是小清打的招呼。等阿姨从小清身边走过时,小清才看清,原来是个陌生的阿姨,打错招呼了。

无奈,小清只得又和妈妈提出去配眼镜,可又被拒绝了。因为妈妈听附近的邻居说"配了眼镜,近视度数加深得更快"。

小清后悔极了,如果自己注意用眼卫生,一直爱护自己的"心灵之窗",就不会有这么多的不便与苦恼了吧!

二、原来如此

(一)饮食与视力

保护视力,防治眼部疾病,需要从多个方面着手,其中注意营养,对改善视力也有一定的帮助。有研究表明,近视的人普遍缺乏铬和锌,而维生素 A、维生素 C 和钙对正常视觉的发育也起到重要的作用。

在日常饮食中，具有改善视力作用的食物有：

1. 富含维生素 A 的食物　维生素 A 与正常视觉有密切关系，如果维生素 A 不足，则视紫红质的再生慢而且不完全，暗适应时间延长，严重时造成夜盲症。如果膳食中维生素 A 继续缺乏或不足将会出现干眼病，此病进一步发展则可成为角膜软化及角膜溃疡，还可出现角膜皱褶和毕脱氏斑。维生素 A 最好的食物来源是各种动物肝脏、鱼肝油、鱼卵、禽蛋等；胡萝卜、菠菜、苋菜、苜蓿、红心甜薯、南瓜、青辣椒等蔬菜中所含的维生素 A 能在体内转化为维生素 A。

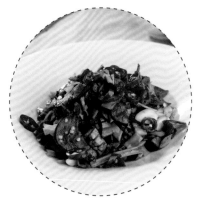

2. 富含维生素 C 的食物　维生素 C 可减弱光线与氧气对眼睛晶状体的损害，从而延缓白内障的发生。含维生素 C 的食物有柿子椒、西红柿、柠檬、猕猴桃、山楂等新鲜蔬菜和水果。

3. 富含钙的食物　钙与眼球构成有关，缺钙会导致近视眼。青少年正处在生长高峰期，体内钙的需要量相对增加，若不注意钙的补充，不仅会影响骨骼发育，而且会使正在发育的眼球壁巩膜的弹性降低，晶状体内压上升，致使眼球的前后径拉长而导致近视。含钙多的食物，主要有奶类及其制品、贝壳类（虾）、骨粉、豆及豆制品、蛋黄和深绿色蔬菜等。

4. 富含铬的食物　缺铬易发生近视，铬能激活胰岛素，使胰岛发挥最大生物效应，如人体铬含量不足，就会使胰岛素调节血糖功能发生障碍，血浆渗透压增高，致使眼球晶状体、房水的渗透压增高和屈光度增大，从而诱发近视。铬多存在于糙米、麦麸之中，动物的肝脏、葡萄汁、果仁含量也较为丰富。

5. 富含锌的食物　锌缺乏可导致视力障碍，锌在体内主要分布在骨骼和血液中。眼角膜表皮、虹膜、视网膜及晶状体内亦含有锌，锌在眼内参与维生素 A 的代谢与运输，维持视网膜色素上皮的正常组织状态，维护正常视力功能。含锌较多的食物有牡蛎、肉类、肝、蛋类、花生、小麦、豆类、杂粮等。

同时，在日常膳食的基础上，选用适当的具有改善视力功能的保健食品，可对各种眼疾起到良好的辅助治疗的作用。富含维生素 A 的食物，如枸杞类制品；富含蛋白质、肽类、某些氨基酸的食物，如牛磺酸等；含有决明子、菊花、山楂、珍珠粉的药茶等。

（二）一旦得了近视，该采取哪些措施？

屈光不正的用药治疗以中药为主，在治疗过程中同样要遵循辨证论治的原则。

1. 肝肾阴虚型　临床表现为眼睛干涩，耳鸣目眩。治疗以补肝益肾、开窍明目为主，可用熟地黄、枸杞子、五味子、菊花等中药。

2. 肾虚血瘀型　临床表现为眼睛酸痛，眉棱骨痛，眼眶胀痛。治疗以补肾明目、活血通络为主，常用的中药有当归、红花、鸡血藤、天麻、冰片等。

此外，还有经络疗法。目前临床上应用较多的有针刺穴位、按摩穴位等疗法。针刺穴位通过刺激穴位将信息传入中枢神经，抑制视觉下中枢的功能，降低睫状神经兴奋性，解除痉挛，拉紧韧带，减少屈光度数，提高视力。穴位按摩治疗近视的原理与穴位针刺基本相同。

三、吃出健康——护眼药膳方

药膳方一：枸杞菊花茶

食材：枸杞子 8 ~ 10 克，菊花 5 ~ 6 朵。

用法：将枸杞子、菊花放入杯中，加 300 毫升沸水浸泡，代茶饮。

功效：枸杞子能补肾益精，养肝明目。菊花疏风清热，平肝明目。眼干者用白菊花，眼胀者选用黄菊花。买菊花的时候要注意，黄菊花善于疏肝清火，平肝明目，适合视觉疲劳时眼睛酸胀、有分泌物的情况；白菊花养肝阴作用较强，更适合眼睛干涩的人。

药膳方二：槐花茶

食材：槐花 10 克，菊花 10 克，夏枯草 10 克。

做法：将槐花、菊花、夏枯草放入锅中，加水适量，煎煮 30 分钟即可。

功效：清肝明目、清热泻火，常用于因肝火炽盛引起的目赤肿痛、头晕头痛。如果症状较轻，可取槐花和菊花各 10 克，放入杯中，加开水闷泡半小时后代茶饮。

药膳方三：玫瑰绿茶

食材：玫瑰花 10 克，绿茶 10 克。

做法：将玫瑰花、绿茶放入杯中，加入沸水冲泡，盖上盖子闷几分钟即可。

功效：绿茶中含有维生素 C、维生素 E，特别是茶多酚，具有很强的抗氧化能力，可清除人体内的氧自由基，进而起到抗辐射的效果，并且其中的胡萝卜素能转变为维生素 A，从而缓解眼睛疲劳。玫瑰花可行气解郁，调理气血，促进血液循环，养颜美容，且有消除疲劳的效果。

药膳方四：枸杞子密蒙花茶

食材：枸杞子 10 克，密蒙花 3 克。

做法：将枸杞子、密蒙花放入杯中，加 85℃的水浸泡 1 个小时后饮用。

功效：该药茶可预防由于过高的电磁波辐射对视觉系统造成的影响，如视力下降、干眼症、白内障等，以及严重时导致的视网膜脱落。

药膳方五：胡萝卜粉丝汤

食材：胡萝卜 100 克，粉丝 50 克，鸡蛋 1 个，色拉油、盐、味精、胡椒粉、香油、葱、姜、湿淀粉各适量。

做法：

（1）将胡萝卜洗净，去皮，切丝，粉丝泡开切段，鸡蛋磕入碗中，搅匀备用。

（2）炒锅置火上，倒入色拉油，烧热，将葱、姜爆香，放入胡萝卜丝炒至变色后，倒入水，放入粉丝烧开，加入盐、味精、胡椒粉，用湿淀粉勾薄芡，淋入鸡蛋液及香油即可。

功效：补充营养、润肠通便、益肝明目、辅助保护视力等。

药膳方六：枸杞子南瓜汤

食材：嫩南瓜 250 克，枸杞 10 克，银杏 20 克，淡奶、碎芹菜末、高汤、盐各适量。

做法：

（1）嫩南瓜去籽，带皮切块。

（2）银杏、枸杞洗净备用。

（3）汤锅中加适量高汤，倒入淡奶搅匀，放南瓜、枸杞、银杏，撒入盐，大火煮开，转小火煮 40 分钟，撒入碎芹菜末，稍煮即可。

功效：滋肝补肾、安神明目、消炎止痛、润肺化痰。

药膳方七：鲜莲菠萝羹

食材：罐头菠萝 150 克，鲜莲蓬 5 个，白糖适量。

做法：

（1）锅置火上，加入 100 克清水，放入白糖烧开。

（2）从鲜莲蓬中取出莲子，剥去皮，去掉莲心，放入糖水锅内煮 5 分钟后离火晾凉，捞出莲子，将糖水入冰箱冰镇。

（3）罐头菠萝切成 1 厘米见方的丁，连同原罐头内的糖水及莲子一同装入小碗内，浇上冰镇糖水即可。

功效：清心醒脾、补脾止泻、安神明目。

药膳方八：猪肝豆腐汤

食材：猪肝 80 克，豆腐 250 克，盐、姜、葱、味精、湿淀粉各适量。

做法：

（1）猪肝洗净，切成薄片，加湿淀粉抓匀上浆；豆腐切厚片。

（2）锅中加入适量水，放入豆腐片，加少许盐，煮开后再放入猪肝，加盐、味精、葱、姜，再煮 5 分钟即可。

功效：猪肝具有补血明目，防老抗衰，增强人体免疫功能的作用。

药膳方九：黑豆牛尾煲

食材：牛尾 400 克，黑豆 100 克，枸杞 5 克，盐、姜、蒜、鸡汤、花生油各适量。

做法：

（1）牛尾切块，入沸水锅焯水，择净细毛待用。

（2）炒锅置火上烧热，放入花生油，下姜、蒜爆香，加鸡汤，放牛尾，煲制 15 分钟，再加入黑豆、枸杞，至牛尾、黑豆熟烂时，加盐调味即可。

功效：牛尾益气补血，强筋骨；黑豆益精明目，养血祛风；枸杞滋阴补肾，益气安神。

药膳方十：枸杞牛肝汤

食材：牛肝 200 克，枸杞 5 克，盐、味精、花生油、牛肉汤各适量。

做法：

（1）牛肝洗净切块，枸杞洗净备用。

（2）锅置火上，注入花生油，烧至八成热，放入牛肝煸炒一下盛出。

（3）锅洗净置火上，注入牛肉汤，放入牛肝、盐、枸杞共炖煮至牛肝熟透，加味精调味即成。

功效：补肝养血、明目、健美益寿，可增强免疫力，适用于贫血、肝血虚引起的眩晕、面色无华、视物模糊等症。

药膳方十一：海蛤墨鱼汤

食材：墨鱼、海蛤各 200 克，熟地黄、党参各 10 克，姜片、盐各适量。

做法：

（1）海蛤吐净泥沙，冲洗干净；墨鱼洗净，撕去黑膜，切成 3 厘米长的段备用。

（2）汤锅置火上，加入适量清水，放入海蛤、墨鱼段、姜片、党参、熟地黄，小火慢炖 2 小时，起锅时加入盐调味即可。

功效：养血补脾、益肾滋阴、补充脑力、延缓衰老、保护视力。

第三节　健脑益智

一、你见过吗？

近十年来，随着人们生活的改善和优生优育的普及，家长们为了使孩子聪颖强壮，不惜金钱作健康投资。什么人参蜂乳、人参蜂王浆、生物健、鹿尾巴精、人参茶等，只要孩子愿意喝，就保障供应。盼儿女速成龙凤的父母心是可以理解的，但从医学的角度看，这是对孩子的摧残。

7 岁女孩儿巧巧很爱喝豆浆，看到姥姥经常喝蜂王浆、花粉等保健品，便闹着要姥姥给她的豆浆里也加一些尝尝。从此，"尝到了甜头"的巧巧，每次下午放学回来，便让姥姥给她做一杯加了保健品的豆浆。可是，万万没想到的是，两个月喝下来，妈妈发现巧巧的乳房竟然开始发育了！妈妈焦急地带巧巧去医院，检查后发现，巧巧的乳房已经相当于 10 ~ 11 岁孩子的发育水平。医生追问病因，才发现了巧巧和姥姥"共享"保健品的情况。医生告诉巧巧妈妈，一般情况下，小孩子都不宜食用大人的保健品。姥姥的保健品中含有调节更年期症状的雌性激素，巧巧因为长期食用这些保健品，导致了性早熟。

古人说："误用致害，虽人参、甘草亦毒药之类也。"

像这种给孩子"错补"营养而造成的悲剧并不罕见，有些孩子因为家长不懂药理而一味跟风"进补"，错食了与自己体质相抵触的补药，不仅没能强壮身体，反而导致了疾病的发生。小孩脾胃薄弱，在没有合理配伍的情况下服用了比较滋腻的熟地、龟板、鳖甲、阿胶后，很容易出现上腹胀闷、苔腻、食欲减退、腹泻或便秘等症状。

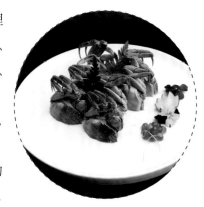

经常乱服补药，还会造成机体内分泌功能紊乱，反而使孩子的免疫力降低。

乱补造成的恶果比比皆是，家长们望子成龙的心情可以理解，但帮助孩子益智健脑、增强体质，还是要用对了方法才行啊！

二、原来如此

（一）饮食影响大脑发育

儿童的饮食营养摄入对大脑的发育成熟起着重要作用，能影响其一生的智力发育。大脑是智力发育的物质条件，大脑神经细胞与神经胶质细胞的发育及正常的维持，都需要一定的营养物质。那么，该如何合理调整膳食结构，来让大脑更好地工作呢？

（1）脑组织本身不能贮存葡萄糖，只能利用血液提供的葡萄糖产生能量。脑消耗的葡萄糖量很大，几乎占人体血液中葡萄糖含量的2/3。因此，经常用脑的儿童应适当多吃含糖类的食物，当大脑疲劳时可吃些点心或课间加餐。

（2）蛋白质是构成神经细胞和神经胶质细胞的重要成分，优质蛋白质将促进细胞的生长发育。在组成蛋白质的氨基酸中，亮氨酸的缺乏可导致大脑发育不全；而色氨酸、酪氨酸可转化为神经递质，对人脑的思维活动有重要帮助；谷氨酸能解除氨对脑的毒害，对保护脑组织起到很大作用。

（3）脑组织脂类含量丰富，包括卵磷脂、胆固醇、糖脂、神经磷脂等，其中以卵磷脂含量最多，需求量也最大。因此，儿童宜适量补充卵磷脂含量高的食物。另外，还要注意摄取富含 B 族维生素的食物，如蔬菜、水果等，以利于大脑对脂类的利用。

（4）合理补充坚果类食物。说到"补脑"，人们往往会想起核桃。中医认为核桃仁味甘、性温，具有补肾、温肺、润肠的作用。既然核桃的药效里面没写能补脑子，为什么中医和营养师们都说吃核桃能益智补脑呢？因为核桃仁能补肾！

中医认为"肾主骨生髓"，肾精充足则筋骨强健、髓海充盈。谁是髓海？"脑为髓海"。这么一看，补肾不就是补脑了吗？

除核桃外，其他的坚果，如榛子、松子、花生等也都有助于益智健脑。

（二）让大脑"精力充沛"的三种方法

正常情况下，我们想在短期之内让大脑有效地补充营养几乎是做不到的。因为补充大脑营养是一个非常缓慢的过程，需要经过长时间的持续努力，才能取得效果。如果强行地"进补"反而会容易让身体健康受到伤害。

对于临近考试或者是课业繁忙的孩子，如果想要达到益智健脑的目的，可以尝试以下几个方法：

1. 注意休息　如果孩子近期用脑非常频繁的话，那么最好的方法不是补充而是休息，因为只有大脑得到了良好的休息，才能更好地提高效率。合理高效的学习方法所带来的成绩远高于所谓的"题海战术"，让孩子利用自己最有"状态"的时间专注学习，留下充足的时间用来休息，提高睡眠质量，给大脑充足的休息时间，这样才能事半功倍。

2. 适当多吃一些坚果　想要补充大脑营养的话，可以给孩子平时多吃一些核桃，特别是在临近考试之前，可以把吃核桃的数量稍稍提升一些，如果孩子不太喜欢吃的话，那么我们可以把核桃打碎冲到牛奶里放上一些糖，这样会好喝很多，而且牛奶对于孩子有着补充钙质的作用，对孩子的身体也有好处。

3. 适当放松大脑　在临近考试的时候，孩子用脑确实非常频繁，因此家长一定不要让孩子始终处在一种紧张的学习气氛当中，长时间这样的话，孩子的成绩不仅不会有所提升，反而会由于用脑过度而下降。正确的做法是每学习一段时间就让孩子放松一下，就像上小学的时候，我们每上课 40 分钟就要有 10 分钟的放松时间一样，这才是科学的用脑方法。

三、吃出健康

学生会面对小升初、中考、高考的压力，对于有考生的家庭来讲，该如何从膳食上给孩子以支持呢？下面的这几款药膳可能会帮到您。

药膳方一：山药百合粥

食材：大米 100 克，干百合、干山药各 20 克，红枣 3 克，糖适量。

做法：

（1）大米淘洗干净，用清水浸泡 1 小时，过网筛沥干水分备用。

（2）干百合、干山药、红枣分别清洗干净。干百合放入沸水中焯至断生，山药放入纱布袋中封口，红枣切开、去枣核。

（3）取一只砂锅，将大米放入锅中，加入适量水，大火煮沸后放入百合、红枣和做法（2）的药材纱布袋，转小火熬煮 1 小时。

（4）至大米开花，粥黏稠时，取出纱布袋，放糖调匀即可。

功效：健脾养胃。

药膳方二：桂圆大枣粥

食材：粳米 100 克，桂圆、大枣各 10 克，红糖适量。

做法：

（1）大枣去核，粳米用清水浸泡 30 分钟，沥干。

（2）取一只砂锅，将粳米、桂圆和大枣一并放入锅中，大火煮沸，转小火熬煮 30 分钟，至粳米开花、粥黏稠时，放入红糖调匀即可。

功效：补气安神。

药膳方三：小米枣仁粥

食材：黄小米 50 克，酸枣仁 15 克，蜂蜜适量。

做法：先煮小米快熟时，加入打碎的酸枣仁，再煮 5 分钟，等温一点后加入蜂蜜，建议饭后食用或当正餐吃。

功效：酸枣仁有养心益肝、安神、敛汗、生津的作用。小米枣仁粥能助眠和胃，适合考前入睡困难的学生。

药膳方四：何首乌猪脑汤

食材：猪脑 2 个，何首乌 30 克，黄芪 10 克，红参须 3 克，红枣 4 颗，盐适量。

做法：

（1）猪脑在清水中浸泡洗净，去除红筋和白膜，放入沸水中焯烫，滚煮 5 分钟至猪脑完全定型，取出沥干。

（2）何首乌、黄芪、红参须、红枣分别清洗干净。红参须、何首乌略浸软后切片。红枣切开，去除枣核。

（3）取一只炖盅，将猪脑、何首乌、黄芪、红参须、红枣一并放入炖盅，加适量开水，盖上盖，放入锅内，大火煮沸后转小火隔水炖煮 1 小时，下盐调味即可。

功效：安神补脑，补血乌发。

药膳方五：玫瑰花汤

食材：玫瑰花 10 克，合欢花 10 克，绿梅花 10 克，红糖适量。

做法：上述三种花煮 10 分钟，加入红糖，代茶温热喝。

功效：玫瑰花味甘微苦、性温，最明显的功效就是理气解郁、活血散瘀。喝点玫瑰花汤能缓解郁闷、紧张情绪，适合考前容易紧张的学生。

药膳方六：核桃健脑粥

食材：粳米 100 克，核桃仁 30 克，干百合 20 克，黑芝麻 20 克。

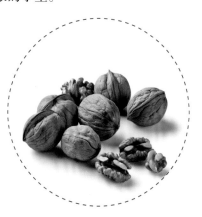

做法：

（1）将粳米洗净，浸泡约 30 分钟，黑芝麻、干百合分别洗净备用。

（2）将粳米、黑芝麻、核桃仁、干百合一起放入锅中，加适量水，大火煮沸，小火煮至粥熟。

功效：温补肺肾、润肠通便、健脑益智。

药膳方七：双仁羹

食材：松子仁 100 克，核桃仁 80 克，蜂蜜适量。

做法：

（1）将松子仁研末备用。

（2）核桃仁研末备用。

（3）锅中加水，放入研好末的松子仁、核桃仁，待煮沸后边熬边搅拌，熬至黏稠起锅，调入适量蜂蜜即可。

功效：健脑益智、润肠通便、润肺止咳。

药膳方八：腰果虾仁

食材：虾仁 150 克，腰果 80 克，青豆 60 克，料酒 1 匙，盐、油适量。

做法：

（1）将虾仁用料酒、盐腌 15 分钟；青豆煮熟，捞出沥干水分。

（2）将腰果放在油锅中稍炸一下，捞出备用。

（3）锅中放油，油热后下青豆、虾仁翻炒至熟，放入腰果及少许盐稍炒即可装盘。

功效：补肾养血、滋阴润燥。

第四节　起居与饮食

一、你见过吗？

　　暑假期间，不少中小学生的作息变得不如上学时规律了，而不规律的作息是伤害他们视力的原因之一。

　　假期里，孩子们普遍作息不规律。孩子上学时不得不按时起床，放了假就自由了，家长舍不得一早就喊孩子起来。有的孩子晚上经常熬夜甚至通宵地玩，作息时间非常乱。

　　小军的孩子是一名初一的学生。小军发现，一到寒暑假，孩子经常没日没夜地拿着手机打游戏，晚上很晚才睡，第二天早上就起不来，生物钟乱了，眼睛也跟着受罪。因为用眼过度，孩子假期经常出现眼睛红、流泪的现象。

　　分析发现，作息不规律的中小学生近视率远高于作息规律的中小学生。

　　那么，学龄儿童该保持怎样的饮食起居习惯，才能够健康成长呢？

二、原来如此

学龄儿童起居注意事项

减少看电视等久坐行为的时间。

　　学龄儿童、家长及学校应了解久坐行为对身心健康的危害。学龄儿童应减少长时间看电视等久坐行为，避免由于课业任务多而导致的久坐行为。

　　家长、教师等应在学龄儿童坐姿时间大于 60 分钟时提醒他们进行适当的身体活动。

　　不在卧室、餐厅等地方摆放电视、电脑等，限制手机、电脑和电视等视屏时间在 2 小时内，越少越好。

共建安全便利的身体活动环境。

家长应和孩子一起制定作息时间表和身体活动计划，合理分配学习、身体活动和睡眠时间，建立进行身体活动的适宜家庭环境，如上下学步行、参加家务劳动等，培养孩子的运动兴趣，鼓励和支持孩子掌握至少一项运动技能。为孩子选购必需的运动服装和器具，并和孩子一起进行形式多样的身体活动。

学校在帮助学生合理执行身体活动计划的同时，应改善校内活动场地和设施，增加学龄儿童户外活动时间，提供更多高质量体育教育和更积极的身体活动体验与机会，培养学生终身锻炼的意识。

社会应广泛开展增加身体活动、减少久坐行为的宣传，改善校外活动场地和设施，并提供身体活动指导和安全保障，促进学龄儿童健康成长。

保证充足的睡眠。充足的睡眠是一天活动和学习效率的保证。6 ～ 12 岁儿童每天安排 9 ～ 12 个小时的睡眠，不要少于 9 个小时。13 ～ 17 岁青少年每天睡眠时长为 8 ～ 10 个小时。

三、吃出健康——提高免疫力药膳

坚果果皮坚硬，内部的种子含有蛋白质、油脂、矿物质、维生素等多种营养成分，可促进人体的生长发育，增强体质，预防疾病，是老少皆宜的滋补佳品。正确食用坚果，可以发挥其应有的食疗功效，帮助孩子增强抵抗力，健康成长。

药膳方一：榛子羹

食材：榛子仁 80 克，藕粉 60 克，白糖适量。

做法：

（1）榛子放入油锅中炒黄，捞出，待榛子晾凉后研成细末。

（2）将榛子末、藕粉、白糖调和均匀，加入适量沸水调匀即可。

功效：补脾益气、补气养血，用于病后体虚、食少、易于疲倦者。

药膳方二：榛子枸杞粥

食材：粳米 100 克，榛子仁 60 克，红枣 30 克，枸杞 20 克。

做法：

（1）粳米淘洗干净，浸泡约 1 小时。

（2）红枣洗净去核。

（3）将粳米放入锅中，加适量水，大火煮沸，加入榛子仁、枸杞、红枣，小火煮至粥熟并呈黏稠状。

功效：养肝益肾、明目丰肌，适用于体虚、视昏等。

药膳方三：核桃仁拌木耳

食材：核桃仁100克，木耳50克，辣椒10克，姜、蒜适量，食盐适量。

做法：

（1）木耳泡发，洗净，撕成小块；辣椒切丝。

（2）姜、蒜切末。

（3）木耳、核桃仁用开水焯一下，捞出装盘，放入辣椒、姜、蒜、盐拌匀即可。

功效：调理脾胃、润肠通便、健脑益智。

药膳方四：龙眼红枣饮

食材：龙眼100克，莲子50克，红枣30克。

做法：

（1）红枣洗净去核。

（2）莲子洗净去芯，龙眼洗净去核，浸泡约1小时。

（3）龙眼、莲子、红枣放入锅中，加适量水，大火煮沸，小火煮约30分钟即可。

功效：补中益气、安神宁心、补血养血。

药膳方五：龙眼芦荟蜂蜜露

食材：龙眼150克，芦荟60克，蜂蜜适量。

做法：

（1）龙眼去核、取肉，备用。

（2）芦荟洗净去皮，切成小块。

（3）龙眼、芦荟倒入榨汁机榨成汁。

（4）取汁倒入杯中，调入适量蜂蜜搅匀即可饮用。

功效：补中益气、润肠通便、改善消化、缓解疲劳。

药膳方六：粳米栗子粥

食材：粳米100克，板栗60克。

做法：

（1）粳米淘洗干净，浸泡约30分钟。

（2）板栗去壳取仁。

（3）锅中倒入适量清水，放入粳米和剥好的板栗，大火煮沸后改小火煮至粥熟即可食用。

功效：补肾强筋、健脾养胃。

药膳方七：板栗鸡煲

食材：鸡肉 250 克，板栗 60 克，冬菇 50 克，陈皮 20 克，姜片适量，食盐适量。

做法：

（1）板栗去皮，冬菇洗净泡软后切条，陈皮浸泡洗净，鸡肉洗净切块。

（2）将板栗、鸡肉、陈皮、姜片、冬菇放入煲锅中，加适量清水和盐，大火煮沸后小火煲约 1 小时即可。

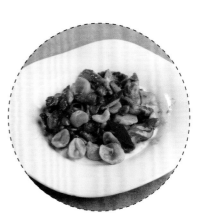

功效：补中益气、补肾强筋、调经活血。

药膳方八：白果牛奶雪梨汁

食材：牛奶 150 克，雪梨 100 克，白果 60 克，白菊花 6 克，蜂蜜适量。

做法：

（1）将白果去壳，放入开水中焯一下，去皮；梨去皮、核，切块。

（2）白果、梨放入锅中煮至熟，放入菊花、牛奶煮沸，调入蜂蜜即可。

功效：润肺益气、生津润肠、美容养颜。

药膳方九：白果排骨黄豆汤

食材：排骨 250 克，黄豆 100 克，百合 60 克，白果 50 克，姜、盐适量。

做法：

（1）白果去壳，放入开水中焯一下，去皮；百合、黄豆分别浸泡洗净；排骨洗净，焯水。

（2）将排骨、黄豆、百合、白果放入砂锅，加入盐、姜及适量水，大火煮沸，小火炖约 2 小时即可。

功效：强筋健骨、清热解毒、增强免疫。

药膳方十：松仁玉米

食材：玉米 100 克，松仁 80 克，青豆 60 克，胡萝卜 30 克，香菇 20 克，盐、油适量。

做法：

（1）青豆用开水焯一下；胡萝卜洗净、去皮、切丁；香菇洗净、切丁。

（2）锅中放油，油热后倒入香菇丁、胡萝卜丁翻炒，倒入玉米、青豆炒至熟。

（3）放入松仁、盐，稍微翻炒即可装盘。

功效：提神醒脑、健脑益智、健胃利尿。

药膳方十一：花生炖猪蹄

食材：猪蹄 200 克，花生 60 克，生姜适量，盐适量。

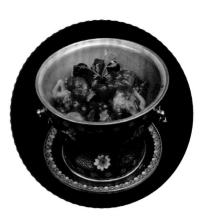

做法：

（1）花生剥壳、洗净；猪蹄去毛、洗净、剁块。

（2）猪蹄焯水备用。

（3）将猪蹄、花生、姜放入砂锅，加适量水和盐，大火煮沸，小火炖约 1 小时即可。

功效：补中益气、增进食欲、增强免疫力。

药膳方十二：红枣花生红糖饮

食材：花生 60 克，红枣 50 克，红糖适量。

做法：

（1）红枣洗净，用温水浸泡，去核。

（2）花生剥壳后，浸泡约 30 分钟，放入锅中，加适量水煮沸。

（3）红枣放入锅中继续煮至熟，加入适量红糖，煮至糖化即可。

功效：补中益气、养血安神、健脾和胃。

药膳方十三：黄瓜拌腰果

食材：腰果 50 克，黄瓜 50 克，盐、油适量。

做法：

（1）黄瓜洗净，去皮，切成小段备用。

（2）锅中放适量的油，将腰果炒至金黄，捞出备用。

（3）将腰果和黄瓜放入盘中，再放盐拌匀即可食用。

功效：补肾养血、补充体力、消除疲劳。

药膳方十四：杏仁雪梨冰糖饮

食材：雪梨 80 克，甜杏仁 20 克，冰糖少许。

做法：

（1）甜杏仁洗净，浸泡约 30 分钟，在开水中煮一下；雪梨洗净，去核，切块。

（2）将甜杏仁、雪梨放入锅中，加入适量水，大火煮沸，放入冰糖，小火煮约 30 分钟即可。

功效：润肺止咳、生津养阴、润肠通便。

药膳方十五：莲子百合麦冬汤

食材：百合 50 克，莲子 30 克，麦冬 20 克，红枣 5 枚，山药 50 克。

做法：

（1）莲子（去芯）、百合、麦冬、红枣（去核）分别浸泡洗净，山药切片备用。

（2）将莲子、百合、麦冬、山药、红枣放入锅中，加适量水。

（3）大火煮沸，添加少量水，小火炖约 1 小时即可。

功效：养阴润肺、清心安神。

药膳方十六：冰糖银耳莲子羹

食材：莲子 30 克，银耳 20 克，冰糖适量。

做法：

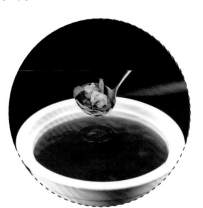

（1）将银耳泡发，洗净，撕成小朵。

（2）莲子去芯，浸泡约 1 小时，洗净。

（3）将莲子、银耳、冰糖放入砂锅，大火煮沸，加入适量清水，小火炖煮约 1 小时即可。

功效：滋阴生津、润肺养胃、益气补脑。

第五节　体格发育

一、你见过吗？

9 岁半的小男孩，身高 154 厘米，体重 82 千克，与同龄的孩子站在一起，小明明显要比别人高一头、大一块。

"肥胖给我带来的烦恼可多了，和同学发生矛盾后，有时他们会喊我'死胖子'，这让我特生气。"为了避免同学再喊自己"死胖子"，小明决定利用这个暑假减肥。

怕热无外乎是胖人的一个通病，9 岁半的小明也不例外，就是坐在那里不动弹，他也会出汗。可他又偏偏是一个特别喜欢运动的人，但因为肥胖，显得不够灵活，所以每次上体育课，跑步就成了他的难题。跑两分钟的步，别的同学喘口气就没什么了，他差不多要休息 5 分钟才能平静下来。而最让他难受的则是折返跑。"每次我在折返跑途中要转头时，同学们就会笑我，因为我转头时特别慢，特别吃力，双腿总是不听使唤。"小明苦恼地说。

对于小明日益增长的体重，小明的爸爸妈妈很是担心，因为小明的大肚子已有点下垂了，他们特别担心过度肥胖会影响到小明的正常发育。

类似的烦恼也出现在红红及其家人的身上。

15 岁的红红曾因为减肥不当，造成神经性厌食，体重在一年之中从 55 千克降到 43 千克。开始家里人不知道原因，见她吃东西少就带她到医院检查，医院也没查出来问题，直到发现女儿吃东西就呕吐，医院才查出是患了厌食症。

红红的妈妈说，红红 13 岁时，班级的同学做了一个肥胖排行榜，女儿名列第三，班里的同学给女儿取了一个花名叫季军。女儿为了不当季军就减肥，只要家里人不和女儿一起吃早餐，她绝对不吃。女儿的中餐是在学校吃的，事后她才知道，为了减肥，女儿吃了早餐就不吃中餐。家里给女儿订的牛奶，她不是给同学们喝就是倒了。

红红患厌食症后，她的妈妈只能全心陪护女儿治疗，好在通过一年的调整，红红的病症终于治好了，但这件事也给所有肥胖儿的家庭敲响了一个警钟，肥胖孩子的心理不能忽视。

二、原来如此

学龄儿童身高、体重能够反映体格发育水平，主要经历 3 个阶段：①相对稳定期：青春期发育前，身高与体重增长持续而稳定，儿童身高每年增长 5 ~ 7 厘米，体重增长 2 ~ 3 千克；②生长突增期：是青春期的主要表现之一，进入突增高峰时，身高一年可增长 10 ~ 14 厘米，体重一年可增长 8 ~ 10 千克；③生长停滞期：自青春期中后期开始，身高与体重一般逐渐停止明显生长。

这个过程同时伴随着青春期的发育和体型的变化，需要父母给予足够关注：定期监测身高和体重，正确认识和评估体型，及时预防和改善营养不足。

（一）合理膳食有助于体格发育

学龄期正是长身体的黄金时期，这个时期如若饮食得当就会使身体趁势而长。如今的生活物质条件大大超过了以往，所以青少年在吃得好的情况下大多都比父母长得高长得好。但还是有些因摄入比例失调而导致了肥胖，或是有些因为减肥而瘦得不像样。这些都是不利于青少年的身体健康的。

（1）青少年时期，生长发育迅速，代谢旺盛，必须全面合理地摄取营养，特别是蛋白质和热能的补充。首先是要吃饱饭，大米、白面主要含碳水化合物，所以一定要吃饱以补充热量。同时还要补充一些必要的脂肪。不要因减肥而导致营养不良，也不要暴饮暴食伤害肠胃。以前先天不足体质较弱者，更要抓紧发育时期的饮食调摄，培补后天以补其先天不足。

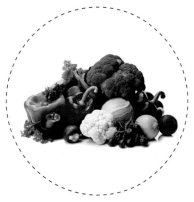

（2）青少年还处于读书求学的时代，每天要花大量的脑力来学习，健脑补脑是青少年饮食调摄的一个重要方面。各种蔬菜、水果、牛奶、大豆和豆苗类食物等富含钾、钙、镁等元素，有益于大脑健康。同时，中国传统的补脑食品，如核桃、蛋黄、大枣、葡萄、杏仁等都有助于健脑安神。

（3）青少年时期比人生中的任何时期都在意自己的形象。其中高与矮就是一个很重要的指标。有些青少年甚至因为个子矮而产生抑郁、自卑。要长身高，就得保证钙、蛋白质与微量元素的摄入，首先应保证充足的营养，在吃饱的基础上，适当增加鱼肉类、蛋、牛奶、豆类、香菇类等蛋白质、氨基酸含量丰富的食品，以及新鲜蔬菜和水果的摄入。青少年自己为了要长高个子，也要争取做到不偏食、不挑食，以使营养均衡。同时经常参加体育活动，使骨骼得到充足的锻炼，尤其是做一些引体向上类的运动，如摸高、单杠、打篮球等，更有助于长高和练就挺拔的身材。

（二）合理膳食预防营养不良

应该通过合理膳食和充足身体活动来预防营养不良。已经属于营养不良的儿童，要在保证能量摄入充足的基础上，增加鱼、禽、蛋、瘦肉、豆制品等富含优质蛋白质的食物摄入，每天食用奶及奶制品，每天吃新鲜的蔬菜和水果，保证一日三餐，纠正挑食偏食和过度节食等不健康饮食行为，并保持适宜的身体活动。

家长应该和孩子一起设定营养改善目标，通过参与、鼓励、说服的方式鼓励儿童合理选择健康食物，做到合理膳食、不挑食偏食，而不采用宽容、忽视或强制方式增加儿童食物摄入量。

同时，父母应和孩子一起进行身体活动，将有趣的身体活动方式引入家庭生活，锻炼和增强孩子的体质。学校应开展营养健康教育，提供符合要求的营养午餐、进行身体活动的设施。社区可通过宣传教育让家长和孩子了解营养不良的危害，共同创造良好的食物环境。学龄儿童如出现较为严重的营养不良，应及时就医。

（三）合理膳食预防和控制肥胖

应通过合理膳食和充足身体活动来保持学龄儿童体重的适宜增长，预防肥胖的发生。

已经肥胖的儿童，要在保证正常生长发育的前提下调整膳食结构，控制总能量摄入，减少高糖、高脂、高能量食物的摄入，合理安排三餐。

重度肥胖的儿童，应控制每天能量摄入，严格限制高能量食物如油炸食品、糖、奶油制品等的摄入。在饮食调整的同时配合行为矫正，并逐步增加运动频率、强度和时长，养成规律运动的习惯，减少久坐行为。在控制体重的过程中，需要注意监测体重的变化，以便及时调整控制体重的措施。

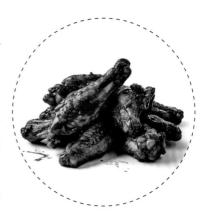

学龄儿童肥胖的防控需要家庭、学校和社会的共同参与。父母需要以身作则，通过行为示范作用，鼓励和支持孩子养成健康饮食行为和规律进行身体活动等习惯。父母应该营造健康的家庭食物环境，保证孩子经常并方便获得低能量、营养密度高的健康食品，如新鲜的蔬菜、水果、全谷物、奶制品等，减少提供高能量、营养密度低的不健康食品，如油炸食品、含糖饮料等。

学校也是儿童肥胖防控的重要场所。学校应提供与儿童年龄、身高、身体活动能力相匹配的身体活动设施，增加课外活动时间，鼓励课间进行丰富多彩的体育活动，加强学校营养健康教育，提供营养均衡的学校餐，制定相关学校政策，减少或避免高盐、高糖及高脂食物的供应，保证纯牛奶、水果、坚果等食物的供应。保证儿童在学校可以便捷地获得安全、免费的白开水。

社会环境因素，尤其是家庭及学校周边的食物售卖环境，可能影响儿童食物选择及身体活动水平，进而对体重产生影响，需要建设支持性、健康的社会食物环境和身体活动环境。

三、吃出健康

学龄期的孩子家长，一方面担心孩子营养不足而影响生长发育，另一方面也担心孩子营养过剩而患上肥胖症，着实是操碎了心。下面的减肥药膳和成长食谱或许能帮到你！

（一）小儿肥胖症

体重超过标准体重的 20%，即可称为小儿肥胖症。体重超过正常体重的 20%～29% 为轻度肥胖，体重超过正常体重的 30%～49% 为中度肥胖，体重超过正常体重的 50% 为重度肥胖。

肥胖症分为两大类，无明显病因，称单纯性肥胖症，儿童大多属于此类。有明显病因，称继发性肥胖症，常由内分泌代谢紊乱、脑部疾病等引起。

药膳方一：八宝高纤饭

食材：糙米、长糯米、黄豆各 10 克，黑糯米 4 克，白米 20 克，大豆、燕麦各 8 克，莲子、薏仁、红豆各 5 克，不用调味料。

做法：

（1）全部材料洗净入锅，加水没过材料，浸泡 1 小时，沥干。

（2）加入一碗半的水，放入电饭煲煮熟即可。

功效：这种饭富含纤维质，可以增加饱腹感，降低热量吸收。

药膳方二：香菇素菜包

食材：包子皮 1000 克，油菜 200 克，香菇 200 克，竹笋 100 克，发酵粉 25 克，植物油 200 克，白糖 300 克，盐、味精适量。

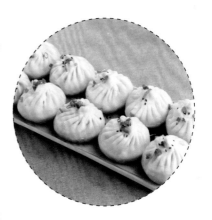

做法：

（1）油菜去老叶，剁成末，挤干水分；香菇、竹笋泡软切成末，与调味料及油菜和成馅。

（2）将包子皮包入馅料，呈圆形花心开口。

（3）醒发后上笼蒸，沸水蒸 6 分钟即可。

功效：竹笋具有低脂肪、多纤维的特点，既能促进肠道蠕动，又能助消化。

药膳方三：花菜拌西红柿

食材：花菜 300 克，西红柿 2 个，香菜 50 克，白糖 3 克，盐适量，味精少许，香油 5 克。

做法：

（1）花菜洗净，切成小朵，放在沸水中烫熟。

（2）西红柿洗净去皮，切成碎块；香菜去根洗净，切成小段。

（3）将处理好的所有材料放入盘内，撒上盐、白糖、味精，淋上香油，拌匀即可。

功效：此品含有丰富的食物纤维，容易有饱足感，还会吸附多余脂肪使之排出。

药膳方四：绿豆薏仁奶粥

食材：薏苡仁 40 克，绿豆 60 克，低脂奶粉 25 克。

做法：

（1）将绿豆与薏苡仁洗净、泡发。

（2）砂锅洗净，将绿豆与薏苡仁加入水中滚煮，待水煮开后，转文火将绿豆煮至熟透，汤汁呈黏稠状。

（3）滤出绿豆、薏苡仁中的水，加入低脂奶粉搅拌均匀后，再倒入锅中即可。

功效：此品可利尿解毒，健脾渗湿。

药膳方五：银丝竹荪汤

食材：竹荪15克，粉丝1把，豆苗20克，盐、味精各1匙，麻油1/4汤匙，素高汤、白醋适量。

做法：

（1）粉丝用温水泡发，烫熟。

（2）竹荪摘除尾端伞组织后，放入滚水中，加白醋数滴，煮沸3分钟，捞出切段。

（3）锅中放素高汤，下调味料煮沸，放入粉丝、竹荪段和豆苗煮滚即成。

功效：竹荪能够保护肝脏，减少腹壁脂肪的积存，有"刮油"的作用，从而起到减肥、降血脂和降血压的效果。

药膳方六：红花绿茶饮

食材：红花5克，绿茶5克。

做法：

（1）红花、绿茶洗净，沥干水分备用。

（2）锅置火上，加500毫升清水烧开。

（3）用沸水冲泡，加盖，过滤即可。

功效：此茶可降低血脂、活血化瘀。主治血瘀痰浊型高脂血症，症见身体肥胖、胸闷刺痛。孕妇不能饮用。

药膳方七：竹荪玉竹粥

食材：粳米100克，竹荪50克，罐装玉米笋75克，精盐1克，味精1.5克，冷水1000毫升。

做法：

（1）将粳米淘洗干净，用冷水浸泡半小时，捞出，沥干水分。

（2）竹荪用温水泡至回软，洗涤整理干净，改刀切段。

（3）玉米笋洗净，改刀切小段备用。

（4）锅中加入1000毫升冷水，置于火上。将洗好的粳米放入锅中，先用旺火烧沸，然后转用小火慢慢熬煮。

（5）等粥再次烧沸后，加入准备好的竹荪和玉米笋，用盐和味精调好味，搅拌均匀，再煮约 20 分钟即可。

功效：此方减肥降脂、解暑清热、健脾止泻，并能提高免疫力。

药膳方八：冬瓜冬笋冬菇汤

食材：冬瓜 500 克，水发冬菇、罐头冬笋各 100 克，盐 3 克，菜油 10 克，鲜汤 100 克。

做法：

（1）冬瓜去皮、去瓤、洗净、切片，冬笋也切成片，冬菇去蒂后切成薄片。

（2）锅置旺火上，倒入菜油，烧至七成热时，放入冬瓜微炒，掺入鲜汤。

（3）将冬瓜煮至将熟时，加入冬笋片、冬菇片同煮，至冬瓜变软，加入盐调味起锅，入汤盆即可。

功效：冬瓜是利尿、助消化、消水肿的蔬菜，可以帮助排除体内多余的水分，使肾脏功能维持正常的运作，可消除浮肿的现象。

药膳方九：蒜汁西芹

食材：西芹 250 克，胡萝卜 50 克，蒜 50 克，盐 5 克，味精 2 克。

做法：

（1）先将西芹洗净，用斜刀法切段，胡萝卜洗净切成粒，蒜洗净榨成汁备用。

（2）锅中加水烧沸，将西芹放入锅中焯水后捞起，沥干水分。

（3）将西芹倒入盘中，并调入盐、味精拌匀，撒上少许胡萝卜粒，淋入蒜汁即可。

功效：胡萝卜和蒜可促进肠蠕动和消化液的分泌，加快新陈代谢。

药膳方十：菊花山楂饮

食材：菊花 10 克，山楂 15 克，红茶包 1 袋，糖蜜 1 汤匙（约 10 克）。

做法：

（1）菊花、山楂洗净备用。

（2）将所有材料放入锅中，加水 600 克。

（3）水开后再煮 10 分钟，滤渣即可。

功效：山楂可健脾消积，对减肥有利。此茶可改善高血脂、瘦身减肥。

药膳方十一：茯苓白豆腐

食材：茯苓 30 克，枸杞子适量，豆腐 500 克，香菇、精盐、料酒、淀粉、清汤各适量。

做法：

（1）将豆腐挤出水，洗净切块，煎至金黄。香菇洗净，切片。枸杞子和茯苓洗净泡发。

（2）将清汤、精盐、料酒及枸杞子、茯苓倒入锅内烧开，勾好芡，倒入炸好的豆腐块中搅拌均匀，与香菇片炒匀即成。

此品可益脾和胃，祛湿减肥。

（二）成长食谱

食谱一：胡萝卜鳕鱼粥

食材：鳕鱼 30 克，胡萝卜 10 克，米粥半碗。

做法：

（1）将胡萝卜洗净，去皮，切小丁；鳕鱼洗净，切小丁。

（2）胡萝卜丁、鳕鱼丁、米粥混合煮软，搅成糊状。

（3）煮沸后把火关小，煮至米烂即可。

食谱二：乌龙面蔬菜汤

食材：柴鱼片 1 杯，包菜末少许，洋葱 1/6 个切薄片，乌龙面少许，高汤适量。

做法：

（1）柴鱼片、高汤放入小锅中煮至沸腾。

（2）加入包菜末、洋葱片、乌龙面，用小火慢慢熬烂。

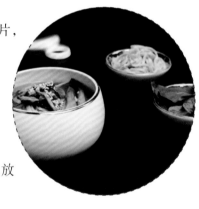

（3）将煮好的柴鱼片倒入磨臼内，仔细磨烂，放入面内即可。

食谱三：紫菜饭卷

食材：米饭 100 克，紫菜 50 克，白醋、白糖各少许。

做法：

（1）米饭熟后晾凉，放入一点白醋和白糖拌匀。

（2）将紫菜剪成 6 厘米见方的块，放上米饭。

（3）卷成条状，压紧即可。

食谱四：蔬菜蛋饼

食材：胡萝卜少许，洋葱、豆芽、菠菜、油各适量，蛋黄 1 个，面粉 1 小匙。

做法：

（1）所有蔬菜分别洗净，切成细丁，加少许油炒软，放凉。

（2）蛋黄、面粉与蔬菜丁混合拌匀，即为馅料。

（3）平底锅加热，加少许油，将馅料分成两份压扁，放入锅中，小火煎至两面金黄即可。

食谱五：海陆蛋卷饭

食材：米饭半碗，虾仁5个，鸡肉30克，胡萝卜、包菜各20克，鸡蛋1个，海苔1片。

做法：

（1）鸡肉洗净切丝，虾仁洗净去虾线，二者一起焯烫至熟。

（2）胡萝卜和包菜洗净切丝备用，将鸡蛋煎成薄蛋皮。

（3）蛋皮上放米饭、海苔、虾仁、鸡肉丝、胡萝卜丝及包菜丝后卷成寿司状，切成小块儿即可食用。

食谱六：鸡蛋糯米粥

食材：糯米50克，鸡蛋2个。

做法：

（1）糯米淘洗干净，鸡蛋敲破打散。

（2）糯米放入锅中，加适量水煮成粥。

（3）粥将熟时淋入鸡蛋，稍煮即可。

食谱七：红薯小窝头

食材：红薯400克，胡萝卜200克，藕粉100克，白糖适量。

做法：

（1）红薯、胡萝卜洗净后蒸熟，取出晾凉后剥皮挤压成细泥。

（2）在做法（1）制好的材料中加藕粉和白糖，拌匀，揉成小窝头。

（3）大火蒸约10分钟后取出，起锅装盘即可。

食谱八：双黑粥

食材：黑豆50克，黑米100克，白糖适量。

做法：

（1）黑豆洗净，去杂质，浸泡4小时；黑米去杂质，淘洗干净，备用。

（2）将黑豆、黑米一起放进锅内，加适量清水，大火煮沸，加盖用小火慢煮50分钟。

（3）加入适量的白糖调味，出锅装碗即可。

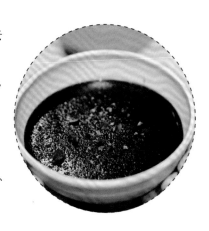

食谱九：碎牛肉细面汤

食材：牛肉15克，细面条50克，胡萝卜、四季豆、高汤各适量，柠檬汁少许。

做法：

（1）水煮沸后，下入细面条煮2分钟，捞出来切成小段备用；将牛肉洗净切碎；胡萝卜去皮洗净，切成末；四季豆洗净、切碎，备用。

（2）将碎牛肉、胡萝卜末、四季豆碎与高汤一起放入另一个锅中，大火煮沸，然后加入细面条煮至熟烂，最后加入柠檬汁调味即可。

食谱十：什锦炒饭

食材：软米饭100克，茄子20克，西红柿半个，土豆泥10克，肉末5克，油、盐适量。

做法：

（1）茄子洗净、去皮、切成末；西红柿洗净、去皮、切成丁；肉末与土豆泥拌匀备用。

（2）锅内倒油，烧热，放入肉末、土豆泥炒散，再加入茄子末、西红柿丁煸炒，加入软米饭，加一点水，炒匀后加盐调味即可。

食谱十一：熘猪肝

食材：猪肝200克，净黑木耳、姜丝、蒜片各适量，盐、干淀粉、清汤、油各适量。

做法：

（1）猪肝剖两半，洗净切片，再用干淀粉拌匀备用。

（2）油锅烧热，倒入猪肝片炸1分钟，捞出控油，锅中放入黑木耳及姜丝、蒜片、盐，再加入少量干淀粉和清汤及炸好的猪肝，炒两下即可。

食谱十二：香干炒黄豆芽

食材：黄豆芽200克，香干80克，红椒丝20克，蒜片适量，盐、鸡精、生抽、白糖、油各少许。

做法：

（1）将黄豆芽择洗干净，香干洗净切丝。

（2）将黄豆芽、香干丝分别焯烫，捞出，沥干备用。

（3）炒锅烧热，加油，加红椒丝、蒜片炒香。

（4）放入黄豆芽、香干丝略炒，加盐、鸡精、生抽、白糖调味。

（5）翻炒均匀，出锅装盘即可。

食谱十三：香煎茄片

食材：长茄子1条，蒜苗、海米各50克，蛋黄液、葱、姜、蒜各适量，白糖、酱油、水淀粉、干淀粉、盐、油、高汤各适量。

做法：

（1）茄子洗净去皮，切厚片，盐水泡 30 分钟后取出，裹干淀粉、蛋黄液；海米洗净、切粒；蒜苗切小段。

（2）油锅烧热，茄片炸成金黄色。

（3）锅内留底油，放入葱、姜、蒜煸香，放入海米和高汤，下茄片，加调料翻炒，用水淀粉勾芡，下蒜苗段炒熟即可。

食谱十四：南瓜海带猪肉汤

食材：南瓜、猪脊骨各 200 克，海带 50 克，猪肉 100 克，姜、盐、鸡精少许。

做法：

（1）猪脊骨剁好；南瓜去皮、去籽，洗净，切块。

（2）锅内烧水，待水开时放入猪脊骨、猪肉，去除血沫，倒出洗净，切片。

（3）瓦煲放入清水，用大火煮沸后，放入猪脊骨、猪肉片、海带、南瓜块、姜，煲 2 小时后调入盐、鸡精即可食用。

食谱十五：金针菇牛肉片汤

食材：嫩牛肉 300 克，金针菇 180 克，蒜末适量，盐、鸡精、油各适量。

做法：

（1）将牛肉洗净，切薄片；金针菇择洗干净。

（2）油锅置火上，烧热，放入蒜末、牛肉炒至断生，再加水用小火焖煮 15 分钟左右。

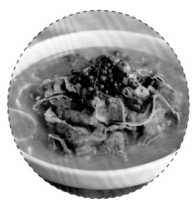

（3）在锅中加入金针菇，调入盐、鸡精炒匀，继续焖煮 5 分钟即可。

食谱十六：滑蛋牛肉粥

食材：牛肉末 30 克，鸡蛋 1 个，稠大米粥大半碗，高汤、盐少许。

做法：

（1）将鸡蛋磕入碗中，打散成蛋液备用。

（2）大米粥用小火煮开，倒入牛肉末，高汤煮至肉熟后，倒入蛋液稍煮，加入盐调味即可。

食谱十七：芥蓝炒牛柳

食材：牛肉 300 克，芥蓝 150 克，姜片少许，香肠 50 克，油、盐、鸡精、白糖、水淀粉、香油各适量。

做法：

（1）将芥蓝洗净，去叶，切成段；香肠切成片；将牛肉洗净，切细条，用沸水焯烫至半熟。

（2）锅内倒油烧热，放姜片煸香，放入芥蓝段和牛柳，加盐、白糖、鸡精炒至入味，用水淀粉勾芡，淋香油即可。

食谱十八：海带炒肉丝

食材：猪肉 50 克，水发海带 100 克，姜末、葱末各适量，酱油、盐、白糖、淀粉、水淀粉、油各适量。

做法：

（1）海带洗净切成丝，放入沸水锅内煮至海带软烂，捞起沥水；猪肉洗净切丝，加酱油、淀粉拌匀。

（2）把油锅烧热，爆香葱末、姜末，下肉丝煸炒 2 分钟，放海带丝，加少许水炒 3 分钟，加盐、白糖调味，用水淀粉勾芡即可。

食谱十九：玉米枸杞羹

食材：鲜玉米粒 200 克，枸杞子、青豆粒各适量，白糖适量。

做法：

（1）鲜玉米粒、枸杞子、青豆粒用清水洗净。

（2）锅内烧水，待水开后投入玉米粒、枸杞子、青豆粒，再用中火煮约 6 分钟。

（3）调入白糖，稍煮片刻，盛入碗内即可。

食谱二十：大米虾仁粥

食材：虾 500 克，大米 100 克，盐 1 小匙。

做法：

（1）虾用沸水焯烫一下，去壳，去虾线；大米洗净，用清水浸泡 30 分钟。

（2）将大米煮成粥，加入虾仁、盐，拌匀即可。

食谱二十一：丝瓜豆腐开胃汤

食材：丝瓜 320 克，豆腐 200 克，盐、油适量。

做法：

（1）丝瓜去外皮，洗净，切成厚块；豆腐洗净切厚片。

（2）油锅烧热，放入丝瓜块爆炒一会儿，然后加入适量的清水烧开，将豆腐片放入锅内滚沸。

（3）加盐调味即可。